全国名老中医传承系列丛书

国医大师

阮士怡

临证访谈拾粹

岐黄百悟伴青灯，济世悬壶万里程。

桃李枝头夕照晚，高足桑梓忆鲤庭。

阮士怡·主审

张军平·主编

U0278016

华夏出版社

HUAXIA PUBLISHING HOUSE

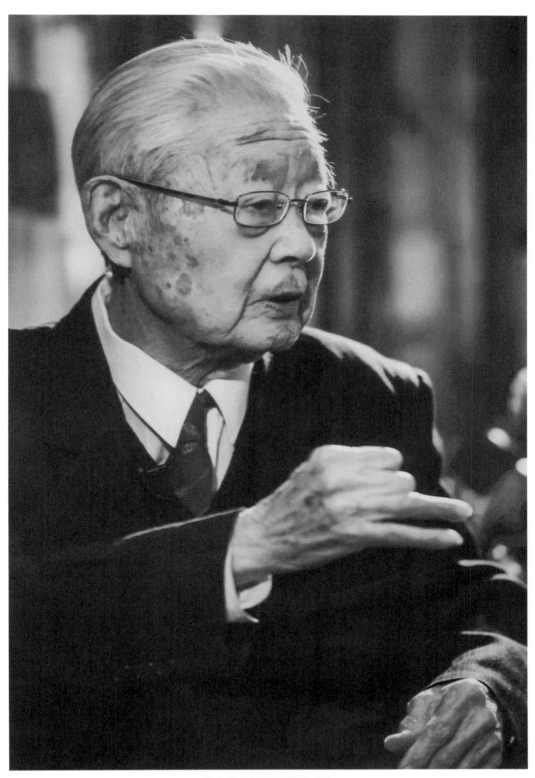

阮士怡教授接受媒体采访

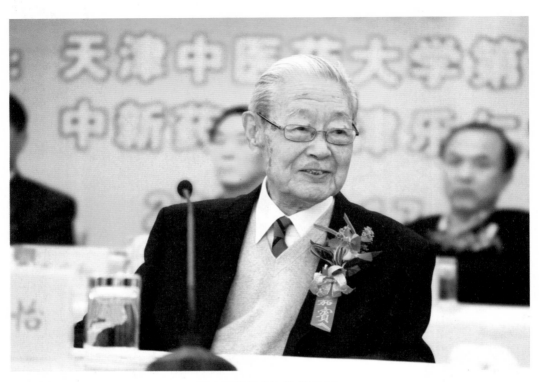

阮士怡教授参加学术研讨会

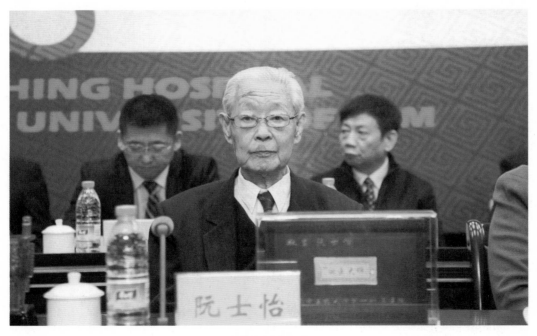

阮士怡教授出席会议

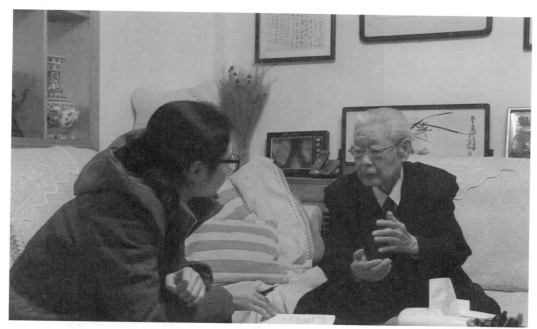

阮士怡教授在家中接受媒体采访

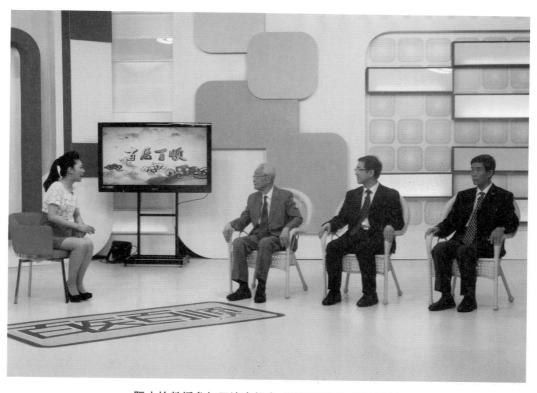

阮士怡教授参加天津电视台"百医百顺"节目录制

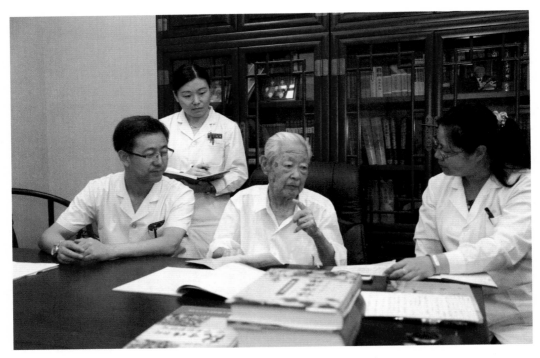

阮士怡教授在工作室与弟子学生成员交流

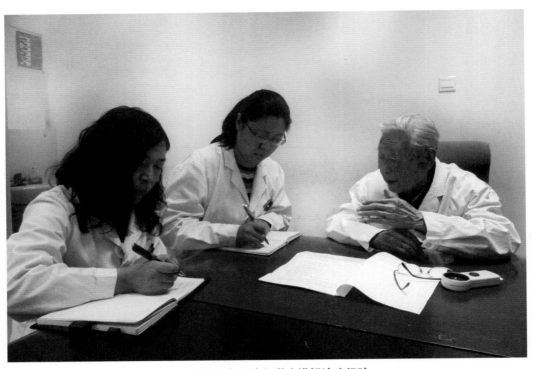

阮士怡教授在门诊和学生讲解诊疗经验

编委会

前　言

　　中医学的发展和创新，其源头在于"传承"，把鲜活的诊疗经验总结升华为临诊思维并发扬光大，是中医药事业传承的真谛。"国医大师"是我们国家的宝贵财富，原汁原味地把他们的经验记录下来，更是传承工作的核心。中医药的传承方式很多，"访谈"就是其中的一种有效方式。

　　阮士怡教授，第二届"国医大师"，毕业于北京大学医学院，著名的中西医结合心血管病、老年病专家，是我国中西医结合领域的开拓者之一。他创建了天津中西医结合心血管病学科、老年病学科，培养了一批国内外知名的医学专家。现如今已102岁高龄，仍然潜心研究医学，诲人不倦。笔者有幸跟随先生30余年，侍诊左右，聆听先生的肺腑之言，深切感受到先生之于祖国传统医学及人类健康事业的拳拳之心。教书解惑乃先生之本职，传道育人尤为先生之真心。

　　先生遵循"诊断清楚，辨证准确，病证结合"，合理采用中医中药治疗临床疑难杂症和危重疾患；推崇"治病必求于本"，穷极医源，博采众方，深究药理，轻灵处方，以调为念，以平为期；信守"正气存内，邪不可干"，坚固脾肾之道，以益肾健脾育心治于本，以软坚散结化浊治于标。逾百岁高龄，先生仍秉持严谨的态度不断修正完善自己的学术思想，这一点在近日的诊疗访谈中熠熠生辉。

　　书稿是先生为患者诊疗时辨证、立法、处方用药的连续记载，旨在保存与还原，总结与传承。弟子们历时近五载，三易其稿，而后请先生逐句审阅、校订，遣药用量均系先生再次勘定。全书分为上、下两篇，上篇阐理、论法、谈方、解药，言简意赅，读之如良师在侧，谆谆教导声声入耳；下篇记录了先生临床接诊的思辨过程和处方用药经验，一问一答之间，仿佛置身诊室案牍之侧，聆听这位慈祥和蔼的世纪老人侃侃而谈。字里行间，映现了大师思考中医、感悟人生的风采。

　　在策划编撰本书之初，我们恐因过多修饰而遗失其本原滋味，故以问答访谈的表现形式还原先生平时授课答疑和临床诊疗的情境，以求真实不虚地展现一代国医大师朴实严谨的治学理念及心怀苍生的儒医风范。

时光流转，万物枯荣，先生始终恪守初心。现虽已是期颐之寿，依旧不舍勤谨，晨颂医学典籍，夕拾草本文簿，思考中医问题，探求良方益法。

在整理文字档案、影音资料和临床医案的过程中，弟子们如沐春风，视若珍宝。结合侍诊之中的点悟，最终以按语的形式添足于访谈、医案之后，供大家参解。

百年传承，国医弘扬，敬佑生命，大爱无疆。

张军平

于国医大师阮士怡工作室

2018 年 10 月

目 录

第三卷　通古淹今,国医大师谈方

第四卷　用药如兵，国医大师解药

下篇　临床篇

第一卷　胸痹心痛案诊疗实录

第二卷　心悸案诊疗实录

第三卷　眩晕案诊疗实录

第四卷　其他疾病诊疗实录

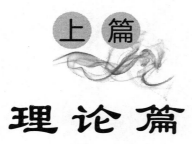

上 篇

理论篇

第一卷

大道至简，国医大师阐理

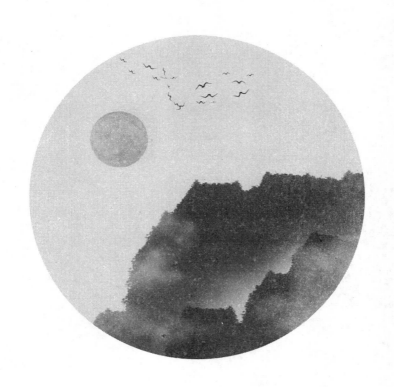

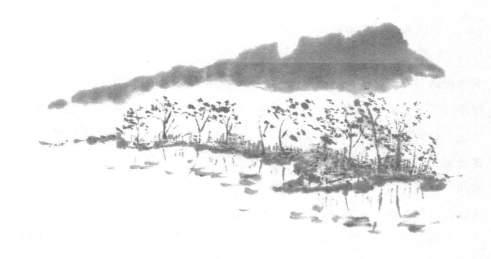

一、医道精诚，国医谈理——阮士怡教授谈中医经典理论

1. 如何做到治病求本？

中医有两点我最注重：一是"治病求本"；二是"正气存内，邪不可干"，按照西医来说，是包括免疫在内的。"治病求本"的治疗原则最早是《内经》提出来的，"阴阳者，天地之道也，万物之纲纪，变化之父母，生杀之本始，神明之府也，治病必求于本"，这是《素问·阴阳应象大论篇》里讲的，它把阴阳变化的普遍规律作为万物生杀的根本原因，并将阴阳与人的生理、病理结合起来，提出了"治病必求于本"这一临床治疗的根本原则。针对疾病本质进行治疗，这是咱们治疗任何疾病都必须遵循的原则，并贯穿于整个治疗过程之中，它反映了疾病治疗的普遍规律。可以说，"治病求本"是中医治则理论体系中最高层次的原则。总而言之，大家要注意寻找疾病的本源，一定要"治病求本"。

那么如何做到治病求本呢？比如在心系疾病的诊治中，一定要审证求因。只有通过分析病证，对病因有了准确的把握和认识，才能精准地用药治疗。张介宾在《景岳全书·传忠录·求本论》中提到"起病之因，便是病本"，临床上咱们经常见到同一病症，却可能有着不同的病因。一定要探究其本源，审其病症，察其因何而起病，才能进一步对病机虚实进行分析，做到精准治疗，做到"求本、治本"。"本"必须反映疾病的全部情况，包括病因、病位、病性、症状等，也应当反映它们的内在联系和根本属性。

同时，咱们在对"病本"的探究上，一定要重视正气。治病求本，"本"于何处呢？我认为应该本于正气。"邪之所凑，其气必虚"，也就是说疾病一旦发生，表明机体正气亏虚。故而在疾病的治疗当中，"因势利导，助正气祛邪"是平衡正邪的最好方法，如此使得正气得助，邪有出路，则人体自安。怎么顾护正气呢？第一，要根据辨证，对正气虚弱的患者，或益气，或养血，或滋阴，或温阳，或填精，或增液，这叫"虚者补之"，扶助正气；第二，是祛邪，要顺应机体正气抵抗邪气的趋势，顺势而为，帮助正气去抵抗邪气，而不能违拗正气的趋势、压制正气而使症状消失；第三，是祛邪时须充分考虑保护正气，祛邪而不伤正，比如辨清邪气所处位置，治疗不伤无邪之地，一定是中病即止，不能太过而伤正。

2. 如何认识阴阳理论？

"阴阳"这个概念，最早是人们在生产、生活中逐渐体会出来的。古人观察到自然界中各种对立又相关联的现象和事物，比如说天地、日月、昼夜、寒暑、男女、上下等，他们用哲学的思考方式，归纳出"阴阳"的概念。在自然界，事物的形成规律就是如此。天之阳气下降，地之阴气上升，阴阳二气交感，化生出万物，也就形成了云雾、雷电、雨露、阳光、空气，它们相互交感，生命体方得以产生。你看，任何事物都能分阴阳两面。

将"阴阳"理论应用到医学中最早的是《内经》。《素问·阴阳应象大论》说："阴阳者，天地之道也，万物之纲纪，变化之父母，生杀之本始"，怎么理解呢？人体生理活动的基本规律可概括为阴精与阳气的矛盾运动。属阴的物质与属阳的功能之间的关系，就是这种对立统一关系的体现。营养物质是产生功能活动的物质基础，而功能活动又是营养物质所产生的机能表现。人体的生理活动是以物质为基础的，没有阴精就无以化生阳气；而生理活动的结果，又不断地化生阴精。阴与阳共处于相互对立、依存、消长和转化的统一体中，维持着物质与功能、阴与阳的相对动态平衡，保证了生命活动的正常进行。同一个东西也有阴阳，也是一个相对的动态平衡。

实际上古人对医疗的体会是将阴阳作为诊断、治疗、用药的主要依据。现在用药、脉诊、舌诊等各方面也都分阴阳。从《内经》上看呢，既有病理又有生理。"阴平阳秘，精神乃治"说的是生理，阴阳平衡就没事；"阳盛则热，阴盛则寒"是病理。临证时先辨阴阳，逐渐在疾病中可以体会阴阳本身的活动，比如互相平衡、抵抗、制约、依赖。阴阳的相互对立、依存、制约，应用到现代医学中，就是说的内环境平衡，内分泌、激素水平、消化等相对平衡稳定的时候，人才可以正常工作、生活。

3. 对于"肾虚证"有哪些看法？

肾为先天之本，肾气的盛衰直接关系着人体的盛衰和生长壮老已。肾藏精，主生长发育、生殖，藏精化气，内藏真阴真阳，故肾为一身阴阳水火之脏。肾精旺盛，真阴真阳协调，神旺体健；肾精不足，阴损阳耗，则神衰而寿减。

肾主元气，肾中之精化生元气，也把肾叫作元气之根。元气又是立命之本，有激发、推动脏腑组织器官功能活动的作用，是维系生命活动的原动力。元气赖水谷精微滋养，如果元气充盛，则脏腑功能健旺，生命活动正常，则寿命自可延长。假如元气衰惫，脏腑功能减退，则影响体内外清浊之气的交换、血液的运行、营养物质的运化和吸收、气机的条畅、水谷精微的输布、代谢废物的排出等，生命活动失常，人体就会早衰，寿命就难长久。

中医不仅是一门医学，也是一种文化。人们生活在这种文化背景下，渐渐地形成了自己对于中医的理解。但是，现在整个社会对中医的看法有两大误区。一个是患者认为把脉就能知道什么病，一来就诊就说"先把把脉吧"；还有一个就是在五脏六腑中特别注意肾，总怕自己肾虚，但又觉得医生如果说他肾虚的话，他便能放心一些，因为他们觉得好多人都肾虚，这不算什么大病。你看那些有点神经衰弱、睡不好觉的患者，你说他肾虚，给他点补肾的药，他就很高兴。真实情况是，现在肾这个方面可能没什么病，但是像心脏病、高血压或者糖尿病，即使很严重，他也很少主动去说，叙述病情有些本末倒置了。

所以对于五脏，我们要关注肾气的盛衰；同时，对于"肾虚证"，医生要善于引导、更正患者的思想；还要注意时时顾护肾气，固本培元。

4. "心与脑"之间的密切关系体现在哪些方面？

我认为心与脑是有很大关系的。中医认为"心主神明"，同时中医也提到脑的问题。脑为奇恒之腑，居于颅内，由髓海汇聚而成，有主宰生命活动、主管精神活动和主司感觉运动的功能，为"精明之府"，《类经·疫病类》言："五脏六腑之精气皆上注于头，以成七窍之用，故头为精明之府"。髓，跟现在骨髓的功用不一样。古人认为髓充于脑，跟脑子连在一起，认为脑子也管思维。

现在中医也好、西医也好，在你们学习和工作的时候，脑子里应该经常想，古人说得对不对？西医说得对不对？毕竟疾病太复杂，人身体本身也复杂得不得了。我打一个普通的比方吧！心和脑，现在西医还没有把它们联系起来，中医也没有联系起来，可是现在咱们说话的时候，常常就有这种情况："你想什么心事呢？""你心事那么多呀！""心神不一""你是真心的吗，这么办事儿？"你看他们作家写书的时候也是这么写的，"心事""你心里想啥呢"等，老把"脑"的思想说成"心"，这些话都正常。可是所有这类问题，都是"脑"的问题，不是"心"的。我们就应该想到一个问题：会不会有一种物质联系着脑子和心脏，比如在血液里，能不能发现什么。

所以说啊，心主神志，而脑为神明汇集的地方，是心主神明的场所。《黄帝内经太素·厥头痛》注文中有一句话："头者，心神所居"，说的就是这个道理。

5. 扶正应该注重哪些脏腑？

我觉得脾肾很重要，当然最后还是归到心上。我现在在意的主要就是心血管，心血管好了以后，好多病都可以治。心血管与脾肾有很大关系，脾肾是基础，心为"君主之官"。

咱们中医讲脾很重要，脾与胃相表里，主运化，为后天之本，气血生化之源。脾胃居于中焦，是人体对饮食物进行消化、吸收并输布其精微物质的主要脏腑。人体生命活动和气血津液的化生与充实，均赖于脾胃运化的水谷精微，所以把脾胃叫作"后天之本"。脾胃在人体的功能主要体现在运化和输布水谷精微，化生气血，升降气机；与此同时呢，脾的功能也要借助于肾，借助先天之精来帮助脾运化，脾脏运化好了，才能生血。所以，我认为最重要的还是肾。可是，实际表现在临床上是以心为主的，心血管好了以后，可以少生病甚至不生病。如果将来要进一步做科研的话，我认为还是心血管方面的。肾为先天之本，肾气不足则精不能化气，气不能化精，脏腑功能紊乱，可产生血瘀、痰结等致病因素，形成痰瘀互结之证，而这些其实还是心血管疾病的主要病机。

所以，对于"扶正"方面，我比较重视心、脾、肾三脏。脏腑功能正常，人就可以少生病甚至不生病，可以延长寿命。

二、辨证灵活，病证结合——阮士怡教授谈中医辨病辨证

1. 对于辨证论治都有哪些见解？

中医本身得有一个至高的理论指导。辨证论治是中医的基础理论。你说辨证论治，怎么"辨证"？针对一个患者，不同的医生可能有不同的思想辨证。所以，"辨证"本身也有标准。什么样的叫肾虚证？什么样的叫脾虚证？按照八纲辨证，阴阳寒热、虚实表里，我觉得应该是较易掌握的。热证都有什么症状？脉、舌有什么表现？热证属于阳，寒证属于阴，按照这些性质，列出一个大致标准。另外，你们还可以按照古人的脏腑辨证、三焦辨证来。

毛主席曾说过，按照哲学思想，一个医生，不管是中医也好，西医也好，中西医结合也好，最终的落脚点只有一个"医"。这个"医"是什么呢？是唯物论的一个辩证法。要想深入了解中医，这些方面是重点。阴阳是主要的，这是古人逐渐对社会、事物形成的认识，所有的事物都有阴阳两面，即相对的两面。五行就比较复杂，五行之间相生、相克、相乘、相侮，子病及母、母病及子，它们（都）与颜色、四季、日月、声音有联系。脏腑（辨证）是比较熟悉的，以前脏腑辨证是主要的，精气神有联系，气血津精有联系。

最重要的是学而思、思而行，要善于总结，思路清晰，成果创新。

2. 在临证中如何做到审证求因？

我本来主张脏腑辨证，治疗以养阴为主，这是我原来的思想。可是现在，我发现好多养阳药对心血管都有一些好处，比如淫羊藿、巴戟天、肉苁蓉、锁阳。就心血管疾病，相对以前来说，我用的养阴药少了，养阳药多了，而且效果还是不错的。

另外一个问题，不同年代的患者得的病是不一样的。比如说过去脾虚的多，现在脾虚的少了，胃阴虚的也少了。现代人暴饮暴食，很多（人）把胃都吃坏了，你得让他消化得了。你看西医就是这样，（西医）跟着科学走，科学进步，医疗也跟着进步。不是说我学过西医，所以受它的影响。按大的方面来说，各个时代有其不同的病种，病是跟着时代变化的，你也需要跟上。时代变化了，饮食在变化，气候在变化，

还有环境也在变化。拿空气来说，过去不管多大的雾，也没人在乎，现在都关注这个PM2.5，认为雾霾是导致肺癌的一个主要原因。你看现在，放鞭炮都受限制了，开汽车也受限制。

还有一个问题，当新问题被提出来的时候，肯定是社会上反应太大了。我的意见是，中医想要发展，总守着老祖宗的那一套还不够，还是要跟上时代发展。我的想法是，中医古籍这一块，当然还是得研究的，由一少部分人研究，而大部分人根据临床和用药的效果去研究中药。现在好多中药不能用了，比如青木香有肾毒性，怀孕的人不能用金银花，过去是没有这些说法的。还有一些中药被发现有新的功用，比如说，女贞子这个药过去是养阴药，现在它还可以治疗口腔溃疡；麻黄是个解热药，可是它对好多皮肤病效果挺好的。所以这些新的东西不能不去了解。当然也得有选择性的，或者有自己的想法。我也是退休以后才有这种思想的。

现在总的来说，咱们中医的发展还很困难，好多地方，都必须深入做。海藻反甘草，老祖宗就是这么规定了的，而现在有人做实验说，海藻和甘草在一起用，会增强整个方子的药效。可是究竟怎么样呢？目前还不清楚。这个也要有时间的时候，咱们再讲讲，你们总结的时候也好好想想。

3. 辨病与辨证该如何相结合？

我现在看病的思路，可以说辨病占大多数。这样一来，至少可以肯定这个患者是心血管问题。原来我开处方的时候，先用绞股蓝或者灯盏花、细辛。这几个药怎么用呢？根据很多现代药理研究，它们是这样区别的，假如他是心脏功能差，就用绞股蓝；如果同时有脑血管问题，就用灯盏花和细辛。然后，丹参和鳖甲配伍，一个活血，一个软坚散结。下边说的药都是经过现代研究的，比如知母、葛根、钩藤，你看现在钩藤不止是降压用的，它也治心律不齐。好多针对心血管的药可以抗凝、抗血小板聚集、扩张冠状动脉，我都是换着用，想找到一个效果最好的药。有的患者因为已经放支架了，完全按照中医辨证就不那么准确了。

现在，总的来说，我的辨证方法还是很灵活。用脉诊举例，有的患者已经使用起搏器了，拿什么作为标准呢？这个是没有标准的。假如不用起搏器，他/她脉缓，可是并不一定是气虚，因为没有别的气虚的表现。当然你们要是总结病例的时候呢，还得带上中药。我主要就是想在这个心血管也好，老年病也好，还有治未病、保健方面的，能不能够找到比较合适的一两味药，让患者延长寿命？我现在有时候用百合和玄参，这不一定和患者的舌脉对上，也不一定和病证对上。但这两味药有两个作用，一个作用是治疗老年抑郁症；另外，对缓解年轻人精神上的焦虑紧张效果也好。我一直想通过研究现代药理应用，找到一个能够较好地治疗心血管疾病的药。

基本上，我主要是辨证给药，当中也带着辨病。因为现在你没办法，门诊患者来了以后，那一套检查在病历上看到的情况都有了。西医也不是没有辨证，也是辨证与辨病相结合的。比如心律不齐，有器质性的，也有功能性的，器质性的就得按器质性的来治疗，功能性的就得按功能性的来治疗。一般来说，房颤或者早搏（前期收缩），在更年期时容易出现；年轻人工作紧张，甚至消化不好，也可以引起房颤或早搏；另外，老年人发作多半是由于动脉硬化导致的心脏病，所以老年人就按动脉硬化用药。我觉得这种方式对患者还是有利的。

老的中医辨证也很难说，一定要说的话比如阴阳辨证、八纲辨证、虚实辨证等都可以说。像刚才有痰的患者从哪个方面辨？他就是有痰，不咳嗽，说他虚证也不是，实证也不是，再结合脉舌一起辨证更难了，因为有时候病和证很难结合到一起。像高血压腿肿，说水肿病可以，年纪大了，说气血虚也可以。现在不是说辨证辨病哪个更好，我体会每个人的中医辨证都不一样，所以我说辨病更切实一点儿。古人的理解也不一样，拿"中风"来说，在古时候认为风善行数变，游走不定，所以就出现各种症状；等到金元时期不太主张这个"风"了，提出"类中风"，为什么这样叫呢？他们也不愿意否定古人这个"风"字，就改成类中风了。实际上，金元四大家的辨证已经一样了。

三、尊古不泥，勇于创新——阮士怡教授谈中医学习方法

1. 如何学习古籍?

我们那时候学的四部中医经典是《黄帝内经》《伤寒杂病论》《金匮要略》和《神农本草经》。我最推崇的就是《黄帝内经》，其次是《金匮要略》。现在，我认为除了这两本经典，还应该加强对《神农本草经》的研究。中草药学是我们中医文化的瑰宝，而《神农本草经》是东汉以前药物学的集大成之作，总结了许多药物的功效和主

治，并根据它们功效的不同，提出了上、中、下三品分类法，记载了药物的四气五味、方剂的君臣佐使、用药方法等。虽然这本书里面会有少量唯心的内容，但这是历史发展的局限性。《神农本草经》为古代药物学奠定了基础，我们现在完全可以吸收它的优点。

青蒿素就是个很好的例子。屠呦呦教授通过《肘后备急方》中"青蒿一握，以水二升渍，绞取汁，尽服之"的记载获得启发，带领团队潜心钻研，并最终荣获了诺贝尔奖。这是对我们中医药事业最大的鼓励和肯定。

所以，我们要有文化自信，古籍就是我们继承、发扬中医的基础，一定要重视它们、体悟它们。还有一点需要注意：学习古籍，不能只是单独学习一本古籍。比如研究内经大家只读《黄帝内经》，研究伤寒大家只读《伤寒杂病论》，其他的经典古籍也要有所涉猎，增加自己的中医文化底蕴。这些知识融会贯通，累积到一定程度就能有所成。

2. 如何看待中医诊断现代化？

舌诊在我们中医理论体系及临床诊疗实践中，地位举足轻重。医生通过观察舌的形态、色泽，舌苔的薄厚、润燥等，就可以了解病情辨识病证，指导用药。但传统中医舌诊信息都是由医生主观判断获取的，所以经常受到医生临床经验、就诊环境等因素的影响。长期以来，中医也很难记录或者保存舌象资料，这些舌诊的宝贵经验不能被科学地量化保存，给临床、教学、科研带来了诸多不便。我认为中医是要与时俱进的，随着现代科学新技术、新方法的开发利用，将其与中医舌诊相结合，不仅有利于临床、教学，保存特色舌象图谱，对于实现舌诊客观化、标准化，还有中医四诊的现代化都是重要手段，需要我们一起探索着前进。我记得张伯礼校长曾经研究过舌诊，发现舌诊针对消化系统和循环系统的辨治最有意义。可是，张校长研究了一个阶段以后就感觉，只依据舌诊本身诊病比较局限，不能全面了解病情，而只有四诊合参才能了解整个病情。古人讲究望闻问切的顺序没错，又比如古人不光切脉，也有腹诊，后来就简化了。实际上，我认为症状应该是主要的，所以问诊也很重要。

3. 对中医的传承发展如何看待？

现在应该是尊古而不泥古，在古法的基础上有所前进、有所提高、有所发现，这样才能够提高中医的威望。咱们天津中医药大学第一附属医院做得比较好的一点，就是对新事物接受得多一点，不像老古板一定就要辨证。中医要想跟上世界医学的脚步、让世界认可，就必须用现代科学来证实。只说治疗有效，那是怎样有效的？中药方剂很麻烦，多半都是复方，加一味药减一味药，整个药效就变了。董晓初老师，他开方子就很灵活，他的灵活体现在哪儿呢？今天给补药不合适，明天就给泻药，泻药不合适，就换成别的药。咱们处方用药就要灵活变通，比如治糖尿病的药，原来就是荔枝核、桑叶、知母那一套，可是药效不行啊，就要再加点别的，比如红景天、百合、玉竹，一味一味加，或者加两味，不要一次全加上，慢慢体会效果怎么样。

现在我的主导思想是在创新方面，当然也要继承古人的东西。比如我说百合有用，那也不是凭空想的，《金匮要略》有"百合狐惑病"，就用百合、玄参。总守着老祖宗那点东西，也不行。从贯彻中医政策到现在半个世纪都过去了，摸摸脉，看看舌头，这不能完全解决问题。看着咱们医院这么多先进的检查仪器，做什么用的？当然这一点得搞清楚，你不能拿它当一个证据，得拿它当一个参考。现在我的思想是，中医应该有个性、有创新，不能老守着老祖宗的这些东西。很多医院开了西药以后，再给加上一些中药，比如肾炎的患者，经常加上黄葵这味药，因为实验证明了黄葵能降低（尿）蛋白，对肾脏有好处。可是你仅能做参考，对这个患者的肾炎可能有用，对那个患者就不见得有用。这是咱们中医的特点，每个人都是不一样的。

我看《内经》的时候，起码面临两个问题：一个是古籍中都是繁体字，而且有很多生僻字，不容易认的；第二，各家释义不一样，一句话出现好多人的注解，而且都不一样，古时候《内经》的原本谁看见过？所以究竟谁对，也不清楚，都是自己猜想。古人的东西要继承，也得有选择地继承，不能全盘拿来。在中医来说的话，就是学习继承，达到创新。现在咱们怎么才能够创新？比如治心律不齐，有茵陈、防己、苦参。这是人家在动物实验里做出来的结果，你应用了别人的成果，这还是人家的东西，不是自己的东西。按你们这个学历，可以说都应该达到具有创新能力的水平。现在我自己感觉在创新方面还是有些问题，要想创新的话，必须要跟现在的医疗水平结合起来，你不结合这些东西的话，你创不出"新"来。而现在咱们这个实验室活动的范围比较小，属于临床范围，都是一般的化验，特殊的化验都做不了。前些日子我让一个患者去检验谷胱甘肽氢化酶，他跑遍了全市也查不出来，说各院都不查这一项。一些化验指标该复查的也得复查，好多咱们都没复查，好多患者来了以后都说好点，究竟哪儿好点，怎么好，不知道呀。还有一个原因，就是患者本身不愿意复查。刚才那个无症状性的心脏病，也叫无症状性心肌缺血，她没疼呀，所以她自己就没有"复查"这个需求。患者在服用一段时间药物后再做造影，看看血管是狭窄了，还是扩张了，这样也能总结一下。医院的化验结果可以做参考，但不能做中医的证明，因为辨证本身就在变化。

中医怎么传承？要把古代的先弄懂。《内经》得理解，西医的一部分也得承认。从解剖来说，这个中医西医不应该有区别，西医看见骨头了，中医也得看见骨头，有多少根、骨头的外形、骨头的结构……这个是变不了的！中医辨证确实是有好处的，因为人跟人是不一样的，如果每个人都用一样的药，那很可能不对证。以我个人经验来说呢，我认为脾、肾、心这三者是主要的。你们现在都不是一般的大夫，都是博士，都有一定的学术基础，应该找到一点儿、一部分东西去研究，全面抓是抓不了的。现在人的体质太复杂，病也太复杂，抓住一个点，重思维、想办法突破这一点，不要抓太多。拿感冒来说，现在拿病毒根本没办法，非典、禽流感，这都是变异的病毒。现在社会在变，疾病在变，人的思想在变，所以咱们医学也得跟着变，不能总守着老的东西。所谓"中医的精华"当然要有（传承），可是没什么用的东西就要淘汰，要"去其糟粕"。

你不动，思想就发展不了，社会就进步不了。其实，医学本身就是一个"落后"的学科。比如药的炮制，拿黄精来说吧，生的黄精，与酒制的或蒸的，都不一样。原来说"遵古炮制"，可事实是，依据古法炮制了以后，它的药性、功用，都不一样了，尤其那些有毒性的药物，如胆南星、半夏。过去有人讲"以毒攻毒"，这个话不完全对，你不能讲这个毒就都能治疑难杂症。

天津中医门诊部刚成立的时候，就诊的患者很多都是肝硬化腹水、肾炎、尿毒症、风心病、心衰之类，以那个年代的医疗水平而言，都是治不了的病，而且很重。现在这些疾病的治疗水平已大大提高。改革开放以后，人们之间竞争激烈了，生活压力大了，患身心疾病的也多了。医学本身应该跟着时代走，使用古方也不能一成不变。当然，像六味地黄丸、四君子汤、四物汤、左归丸、右归丸，以及王清任的血府逐瘀汤等许多古方，依然值得推崇，而且现在仍然在被广泛应用。但我们用的时候不能一直依着古时候的情况。一方面，唐朝人有唐朝人的情况，宋朝人则有宋朝人的情况，时代不同，社会情况各不相同，甚至同时代的各个民族也有各自的习惯，所以古代医家才会分成好几派，比如金元四大家，有滋阴派、补土派、攻下派、寒凉派。另一方面，疾病变化与社会的发展变化也有很大关系，有的时候是能预料的，有的时候则是预料不到的。2003 年的"非典"病毒，就是个变异了的病毒。这种病毒的毒性特别大，所有的专家都断定说"疫情绝对不止一年"，说将来还有，可是第二年疫情就被控制住了。这个变化是很难预料的，说不定将来气候变化了，某种病毒就衰减了，而其他的病毒可能就出现了。我个人是这样考虑的，中医的辨证论治是不能丢的，这是有好处的；中医的古书也不能丢，这也是有好处的。可是，你不能固守陈规旧律，一定得思考她的科学性。中医不注重科学性，是不行的！

《医学衷中参西录》是一个进步，还有一个是《医林改错》。可是现在咱们不能完全西化，若完全西化，中医的优点就拿不出来了。对于中医，我有自己的看法——可能很多人会不同意——我觉得中药研究的主要方向，是简化处方。可现在为什么不能简化呢？现实是这样的：一个患者，你给他开三味药，他是不理解的，认为三味药就能治病？他就不高兴了。其实，如果简化处方，逐渐地你就能知道哪一味药针对哪一种病、哪一种症状是有效的。

四、中西结合，国医谈病——阮士怡教授谈心脑血管疾病

1. 如何看待高血压？

现在都得创新，咱们主要就在心脑血管病、糖尿病、高血压这三个病上找点儿药啊，能够控制住病情，可这东西很难说。从中医的角度来讲，高血压属于"眩晕""头痛""中风"等范畴，形成的原因较多。我认为主要病因是由于脏腑阴阳平衡失调，即心肝阳气偏盛与肝肾阴精亏虚。阴虚与阳亢相互影响，皆可致病，导致动风、化火，因此临床要辨清阴虚与阳亢这一基本点。病的证型因患者年龄、体质等因素不同而异，多见肝阳上亢型，其次是阴虚与阳亢同时并见，还有的则是气虚痰浊型。治疗上，虽然病变在肝，但由于疾病变化多端，需要辨证论治。肝阳上亢型要给他平肝潜阳，常用的方子，比如天麻钩藤饮；阴虚动风型，治疗用滋水涵木，多用枸杞、鳖甲、蚕砂等；肝火上炎型，多用夏枯草、黄芩等。

高血压的发病机制现在还不完全清楚，只是知道有相关因素，例如肥胖、高血

脂、遗传、生活习惯等。这些还都只是"因素"而不是原因。高血压原因很多，患者来了以后说他血压突然就高起来了，问了半天以后，他说他的血压还是慢慢高起来的，不是突然的。突然高起来的那不是一般的高血压，有可能是肾上腺的问题，也许是醛固酮的问题，有的还可能是肾上腺有瘤，你一触动肾上腺，血压马上就上来了，过一会儿就下去了。患者来的时候已经吃了很多药了，有的人根本不知道是怎么回事儿，一般都按照普通的高血压来治疗。现在高血压变成了心血管病的第一位，是因为它能够引发脑血管疾病和高血压脑病。脑血管疾病发病率最高，致残率最高，死亡率也是最高。脑血管疾病是怎么来的？主要是高血压。当然了，血管还有其他毛病的，咱就不在这里说了。另外，不同的地方也有差别，如果在农村的话，知道自己有高血压的人少，治疗的也不及时，治疗率低，但是农村高血压患者的死亡率较低，发病率也比城市少。相对来说，体力劳动的人比脑力劳动的人患病率低一些。另外，有些遗传上的病不好治疗的，好多高血压也是遗传性的。

高血压一般分三级：基本最高的生理限度是140/90mmHg，低于这个数值的算是正常血压；1级高血压是收缩压140～159mmHg，或舒张压90～99mmHg；2级高血压是收缩压160～179mmHg，或舒张压100～109mmHg；收缩压超过180mmHg就算最重的了。有一种叫恶性高血压，收缩压可到260mmHg，舒张压120～130mmHg，碰到这种情况——收缩压超过200mmHg，舒张压超过120mmHg——那就建议患者赶快住院，不要在门诊治疗了，这种血压指不定哪里出问题了。

现在高血压的发病率很高，据说都已经达到10%了。我觉得，确诊患者不见得有那么多，有的不能说就是"高血压病"——刚活动了、生气了，或者吃饭以后，血压都不一样。像有的患者，测量一次血压到了150mmHg，他就被认为是高血压。实际上，夜里没睡好觉，或者着急生气了，还有运动后，血压也会升高的。一般诊断高血压，要在不同的时间测3次血压：坐位、右臂、休息至少5分钟，慢慢来，水银柱下降，1秒钟下2个小格子，不能下得太快，必须把这基础的东西弄清楚了。如果是做研究工作的话，最好是用同一个血压计。可是现在又有好多问题出来了：他们做支架的时候，从桡动脉做了介入以后，有的血管没有搏动了，血压又低下来了。你如果是做科研的，不管是高血压还是其他方面，所有的器械、实验用具、做超声心动图的人，最好是固定的，如果不同的话会有很大差别。例如，我在门诊的时候就发现了，超声心动图，不同医院做出来的结果就不一样，有的会相差很多。所以，测量血压的时候，不能随随便便量，一定要量得准一点。

世界卫生组织（WHO）建议高血压患者：合理饮食，适当运动，戒烟少饮酒，心理平衡。能做到这 4 点，高血压的发病率就可以减少 55%，寿命可以延长 10 年以上。这个"合理饮食"，太详细了：一般不要吃得太多，肥胖了血压也高；青菜每天吃 400、500 克，多是一些绿叶菜、西红柿；油不超过 25 克，盐不超过 6 克；每天可以吃一点水果，再吃一些海产品、木耳等。虽说是合理饮食，但是实际上很难做到。适当运动：半小时走 3000 步以上，对于体力劳动者就没有必要了，主要是针对脑力劳动者；年轻人还可以打打球什么的，老年人则不要运动得过多。戒烟少饮酒：少饮酒是什么程度呢？咱们国家订的是，不管什么酒，男性一天所饮用的纯酒精含量约在 20 ～ 30 毫升，对女性来说则是限制到 10 ～ 20 毫升。心理平衡：有些人为什么血压不会高上去，就是因为身心平衡，中医解释是阴阳平衡得好，那他的血压就不高的。

2. 心力衰竭的发病机理？

心力衰竭本身可以发生在青壮年和老年人群中，发病率相当高，而且是引起死亡的主要原因。我国统计过，老年人年龄每增长 20 岁，发病率就增加 1 倍。你看有时候咱们开死亡证明，最后就经常写"心力衰竭"。心力衰竭其实是心脏疾病发展的终末阶段，像风湿性心脏病、高血压性心脏病、心肌病等都可能出现心衰，它本身不是个独立的病，算是个综合征。可是也有心衰是找不到原因的，比如有些老年人，这种患者多半是在年轻的时候得过病、发过高烧，或者有过细菌或病毒感染，所以他的心肌本身就有损伤。正常的心肌纤维组织变成没有用的结缔组织，所以这种患者发生心力衰竭的时候，主要表现就是收缩功能或者舒张功能不好。

刚才说了心力衰竭就是几种心脏病进展的结果。另外，它也有诱因，就是急性感染、肺炎、支气管炎、高烧、甲状腺功能亢进、严重贫血、失钠过多等等。但它不都是马上发病，失钠过多的时候是逐渐发病，钠和钾不是很重要的电解质吗？钠每天排泄量是固定的；钾也是一个固定的排泄量。钠本身就是吃得多、排得多，按道理来说，它不会因为体内钠过多而导致心脏病。尽管这样，总会有潴留在组织里的，加上情绪激动、过度劳累，甚至休息得不好，也可以发生。有的人排便困难，尤其是大便，甚至因为便秘，导致如厕时发生心衰，就在厕所里去世了。这个诱因虽然不是主要原因，可是老年人就得注意了。另外，一般来说，60岁以上的老人也不适宜剧烈运动了。总之，心衰的诱因差不多就这些。

心衰可以分成左心衰、右心衰和全心衰。

左心衰的原因主要是肺静脉回流受阻，就是上面说的原因吧，比如气管炎或者肺炎。肺静脉受阻的时候，回流至左心的血就少了，肺阻力增加以后，气管、支气管阻力增加，会出现肺淤血的情况，发生左心衰。发生左心衰的主要症状就是呼吸困难。病轻的时候只在活动的时候喘憋，休息以后就可以缓解。有的在夜里睡觉时发生胸闷气短、呼吸困难，他马上坐起来或者把两条腿蜷起来就会缓解一些。有的时候发病特别急，呼气特别困难，这个时候要警惕可能发生急性左心衰。急性左心衰发生以后咳泡沫痰，痰里带血，因为肺静脉里的血都淤在肺里面了，轻症则会有咳嗽咳痰、疲劳乏力的症状。

右心衰是因为体循环，即肺动脉受到的阻力大了。我不知道你们有没有学过肺的结构，右心连接上腔静脉和下腔静脉，上、下腔静脉淤血了，血液回不到右心了。这个时候，患者的主要症状就是全身各脏器充血的现象，主要是肝脏或者下肢浮肿，也有的是在胃底部浮肿。胃底部浮肿是一种特殊情况，它先发生在胃底部，这种患者因为全身淤血以后，胃肠症状就多了，吃不下饭、恶心，甚至呕吐。还可以发生腹痛、腹胀，肝脏淤血以后就出现肝大。上腔静脉受阻了，头部的血流不过去了，还可能发生头晕，这一般是右心衰的症状。右心衰的时候症状多点，左心衰久了也可能发生右心衰，也有人先发生右心衰。右心衰主要的检查之一是用手推肝脏，往上一推的时候，颈静脉就怒张了。我有一次住院的时候，医生看到我颈静脉怒张了，以为我是右心衰，其实这是因为我瘦的关系，根本不是肝脏的问题。

全心衰的时候，两种心衰的症状都可以发生。不过，有的时候先有左心衰，后有右心衰。这个时候，左心衰咳嗽、咳痰的症状暂时减轻一点，因为右心衰的时候，左心衰的负担就小了点。这就是大致介绍一下心衰的情况。

你们学习的时候主要是辨证治疗，我一般是辨病为主、辨证为辅治疗，因为我觉得这样更实际一些。我特意看了一下中医对于心衰的分型，就是心血不足、心气不足等，可是有的时候，与刚才我说的风心病、冠心病、高心病，还有瓣膜钙化等也可以发生心衰的这种情况，就合不来了。我不知道你们下临床以后，和在课堂里听老师讲的感觉有什么差别。过去中医学院毕业的学生进入临床以后，他们就有这种感觉：为什么老师开的方子跟我们学的一点也不一样？实际上中医辨证，古时候病种少，你说左心衰可能就在咳嗽这个证里，也有可能在哮喘这个证里，咱们直接找并不好对号入座。现在中医学院的学生，学西医是十分之三，学中医是十分之七，这样一个比例，说明西医的知识也得有一点，没有也不行。我为什么一直以辨病论治为主呢？第一个原因，是因为那时候医院刚成立，想扩大门诊，我在临床的主要原因就是我有点西医基础，又了解一些中药的功能，所以二者结合起来能治病；第二个原因，就是那时候的老医生突出的是以个人经验治病，大家各具特色；第三个原因就是西医检查，这些器械的检查、X线光片、B超、化验都得看啊，因为这样的关系，辨病论治就比较方便一些。

治疗心衰，我再跟你们说个值得注意的问题。急性心衰的时候，开始的时候还得用点西药，比如西地兰（毛花苷C）、毒毛苷K。西地兰可以静脉注射一点，地高辛也可以；像首乌，过去两千多年都是有用的药，没有发现问题，现在说是对肝有损害，长期大量服用不好，可是在咱们古书上查的话没有这个说法。咱们治疗的慢性心衰多一点，急性的要注意：中药西药同时给药没关系，因为西药能够很快使心脏收缩力增强，不过这种强心药不要常用。你想，心脏本身的心肌细胞都衰竭了，功能都不太好了，你再一味地让它加强力量，时间长了不就不行了吗？所以现在西医治疗慢性心衰，地高辛的服药方法一般是开始的时候一片，吃个三四天就改半片。利尿药也是那样，最早也是强心利尿，那就是治疗心衰的基础。我上学的时候，地高辛还没有呢，也就是洋地黄叶子轧成的片子，开始可以吃多点，一天吃三次，一次吃一片，吃到三天以后改成一天一片。现在吃地高辛的话，急性的一天一片，三天以后看情况，患者好转以后就改成半片。急性期我是中药加西药，急性期过了以后只吃中药，西药就停了。利尿药也是一样，我学习的时候，连氢氯噻嗪都没有，有种汞制剂。汞制剂本身毒性挺大的，利尿作用也不强，但那时候没别的办法。后来有了氢氯噻嗪以后，这种新的利尿剂作用特别好。现在的呋塞米、托拉塞米也不错。可是利尿剂的机制主要是由于肾小管有钾钠交换作用，利用这个交换，达到利尿作用。平时咱们排尿平均每天要1500mL，这1500mL是肾小球分泌原尿的2%排出去，其余98%又吸收回血管里去了。利尿剂主要就是利用这一点控制吸收，排出去的自然就多了，但这对肾脏是没有好处的。可是咱们中药里这些药呢，究竟是什么作用现在都不清楚，主要就是从强心利尿、养心育心这方面想办法。你们在治病的时候，可以利用中药的强心利尿药，慢慢让他停西药，看看可不可以控制病情。你自己观察着看，加上中药要是减轻了，你就把西药慢慢减下去；不见水肿的时候，可以完全把西药停了，只用中药。这样就能体现出咱们中医、中药的作用。心衰的治疗大概就是这么个意思。

在中医治疗心衰上，我更注重养心。强心，是在心脏原有的功能基础上加大力量，等于让有病的器官继续拼命工作，就像骡子或马累得走不动了，你用鞭子打它两下，它就走两下，并没有多大作用。我在中医研究方面注重心脏这个本体，只有本身的循环好了，它才不会退化，或推迟退化。你像强心跟利尿，那都是勉强的。基于此，我提出了"益肾健脾、育心保脉法"。人体是以五脏为中心的有机整体，各脏腑之间联系络属、相互影响。心主血脉，藏神志，为五脏六腑之大主。心受脾、肾两脏共同化生之血液，又与脉直接相连。脉能约束和促进气血循一定轨道和方向运行，运载气血，输送食物的精华以营养全身。若心血不足、心气不足，则百病皆生。所以，虽然心主血脉，但其他脏腑也与血脉息息相通，脏腑功能的盛衰，也可通过脉搏的大小、形态、幅度、紧张度和频率、节律等变化反映出来。过去比较注重"强心复脉、化痰散结"，现在我认为心宜养宜育，所以更注意激发心脏本身的生理功能。心之阳气充沛，才能成为血液循环的动力。在治疗上，我喜欢用之前提到过的瓜蒌、薤白、荷叶等育心药物，还可以再配合益气活血、益肾健脾之品，使气血流畅，脉律调和，使疾病得到有效治疗。我认为按此法，人可以晚发病、少发病，甚至不发病。

3. 心绞痛分类有哪些？

有个患者，大夫诊断的不稳定型心绞痛，可是他根本就没疼过，怎么成不稳定型心绞痛了？心绞痛过去简单地分为三种。

一种是稳定型心绞痛，就是你不动他也疼，定期疼。稳定型心绞痛就是说冠状动脉已经有狭窄了，活动或运动以后，心脏供血的需求增多，但是冠脉狭窄导致了心肌的缺血缺氧，就引起了心绞痛。

另一种是不稳定型心绞痛，也就是说他疼的时候不定时，除了稳定型心绞痛以及变异型心绞痛以外的，都可以叫做不稳定型心绞痛，包括卧位型心绞痛、恶化型心绞痛、静息型心绞痛等。不稳定型心绞痛主要是因为冠脉内的不稳定粥样斑块继发病理改变，从而使得心肌血流量明显减少，再加上一些斑块不稳定、血小板聚集、纤溶系统激活等都可以使缺血加重，不稳定因素也导致了不稳定的疼痛。

还有一种是变异型心绞痛。它不一定有梗阻，可是疼得很厉害，有的时候由于情绪原因或者是精神原因诱发。变异型心绞痛又叫作血管痉挛性心绞痛，大部分都是在安静状态下发病的，而冠脉造影也证明，发病时冠脉存在一过性痉挛，其发生的机制现在还不太清楚。

4. 2型糖尿病与心脾肾的相关性有哪些？

糖尿病的主要特征就是血糖升高。长期血糖高的话，对各组织都有损害，尤其是眼睛、心脏、血管、神经。有的人有明显的症状，比如喝水多、吃得多，小便也多，但是体重减轻，像这样的只要测出来血糖升高，就可以说是糖尿病了。无症状者诊断糖尿病需要两次异常血糖值。我认为糖化血红蛋白指标不是一个诊断的证据，而是一个治疗的参考数据。中医消渴的表现和糖尿病比较像，消渴可分为上、中、下三消，主要病变部位在肺、胃、肾，基本病机为阴津亏耗、燥热偏盛。

现在中国老年糖尿病群体很大。衰老与脾肾功能相关，老年糖尿病大多数和脾肾虚有关。《金匮要略》中的白虎加人参汤和肾气丸，现在经常用来治老年糖尿病。后来金元时期的医家刘河间对消渴有了更加全面的认识，写了《三消论》，论述了"三消燥热学说"，把"三消"的治则概括为"补肾水阴寒之虚，而泻心火阳热之实，除肠胃燥热之甚，济人身津液之衰，使道路散而不结，津液生而不枯，气血利而不涩，则病日已。"再接着是到了明代，赵献可主张"三消肾虚"的说法，提倡在治疗的时候应该把治肾放在重要位置。在这点上，张景岳、喻嘉言等也是推崇的。所以说，传统医学对消渴的治疗，一直都以肾虚为本，以阴虚燥热作为着手点，采用补肾、清热养阴的治法。

到了近代，传统医学对消渴的病机、治法及方药方面有了新的认识和体会。从病机上来讲，除阴虚燥热外，认为还存在气阴两虚、脾气虚弱等情况。张锡纯认为消渴是由于"元气不升，大气下陷，脾不散精"。现在的中医学者调查消渴的证候学，结果发现气虚证出现率为88.75%，而且在血糖轻、中、重度增高3组中都是出现频率最高的，认为气虚是消渴发病的基本病机。所以，脾气虚、脾胃升降失常也是消渴的主要病机之一，健脾益气是重要治法。

现在，糖尿病既是生活习惯病，也是老年性疾病。既然益肾健脾法能够对延缓衰老及因衰老产生的疾病有一定作用，我想，益肾健脾法也能够改善糖尿病，尤其是老年糖尿病及其并发症。

我们做临床研究，发现"益肾健脾法"可以改善老年患者微循环的形态、管径、数目及血流状态。所以，我在这里想，"益肾健脾法"是不是可以通过改善老年患者微循环障碍，进一步影响胰岛素调节和效应，起到稳定血糖的作用。

5. 中风病的辨证论治从哪来？

当患者的症状特别明显，这种"明显"符合咱们中医辨证的时候，治疗就用中医的辨证方法。像阴虚的那个患者，给他沙参、麦冬养阴；如果是那种脸又红、血压又高、中风前兆的呢，那你一定按照中风前兆给他平肝；他要是血压高，吃西药也不太有效，这个时候咱们可以再加上中药，中药西药都用，先救急，把他的血压降下来。实际上，患者来了进行中医辨证，有时候他符合几项，有时候完全符合，有时候脉、证、舌都不符合。古人也这样讲，"舍脉从症，舍症从脉"，但是大部分情况下还是看症状，以问诊为主。不过，现在扰乱了咱们用中药的就是"化验"，这化验来了你不得不信。可是有的时候，患者拿来的病历并不是完全可靠的，这个值得注意。

6. 对于妇人心血管疾病的独到经验？

在整个循环系统疾病中，比如风心病、肺心病、冠心病、高心病、心肌炎、心包炎等，是没有性别差异的，男性和女性都一样。唯一的不同点是生理性的：女性妊娠时横膈上升，但是这个过程是一天天逐渐升高，不是突然形成的，尤其在妊娠七八个月以后，心脏的位置会有变化。因为这个变化也是逐渐出现的，慢慢就适应了，所以一般症状不明显或没有症状。另外，此时整体循环血量多了一点，心率比一般人也快一些，这些现象一般都是属于生理性的，对心脏的影响不能算是病理性的。所以说，心脏病的发生，男性和女性基本上是一样的，可能只是在数量上有些不同。一般的病都是男的多一点，女的少一点，这跟过去男性在社会活动中体力劳动多一点、压力大一点，而女性一般多管管家务、体力劳动少一点的社会情况有关系。

但妇人用药，有些还是需要注意的。女子以血为用，所以治疗心脏疾病，在基础方之上可以加用四物汤。四物汤为妇科常用方，作用是调经养血、活血镇痛。其中，当归这味药在四物汤中值得一说。当归味甘，性温，补血活血，有调经止痛的作用。《本草正义》记载："当归，其味甘而重，故专能补血，其气轻而辛，故又能行血。补中有动，行中有补，诚血中之气药，亦血中之圣药也。"同时，结合辨证，可选择使用坤草（益母草）、香附、郁金、合欢皮等，疏肝理气，宁心安神，缓解患者的主要症状，提高疗效。

7. 风湿性心脏病该如何辨证用药?

我的治病经验大多是从治过的患者身上获得的，风湿性心脏病就是其中一个。就风心病整体来说，现在发病率降低了，过去的时候风心病患者比较多。风心病是由于感染了一种溶血性链球菌。感染之后，细菌进入血液循环并侵袭全身。急性风湿性心脏病在门诊很难见到，这种患者早期就出现高热、菌血症，严重的时候，会出现败血症，这种情况就很难治了。因此，这样的患者很少见，也很少到中医院就诊。

还有亚急性心内膜炎，草绿色链球菌和肠球菌是致病细菌，感染症状要比溶血性链球菌感染的症状轻一些。在急性期的时候都是一样的，都有高热。致病菌主要侵犯心脏，有时也会感染别的脏器，像在肝内的话会出现肝脓肿，在肺内会出现肺脓肿。感染这种菌以后，并不是所有患者都会得心脏瓣膜疾病，只有一部分人心瓣膜受到损伤。所以内科见到的只是一些慢性心脏瓣膜疾病。

心脏瓣膜疾病主要侵犯二尖瓣，其次是主动脉瓣。瓣膜的变化是不一样的，有的缩小变短了，有的卷曲了，有的粘连在一块儿，粘连严重的就形成一个鱼嘴状的瓣膜口，这种是最严重的。我治过一个患者，她的二尖瓣瓣口原来是 $5cm^2$，得心脏瓣膜疾病后，瓣膜变性活动性差了，不能完全张开。心脏瓣膜疾病从程度上分，$1.5cm^2 \sim 2cm^2$ 是轻度的，$1cm^2 \sim 1.5cm^2$ 是中度的，重度的是 $1cm^2$ 以下。二尖瓣狭窄的时候，血液无法顺利通过；还有一种不是瓣膜口狭窄了，而是瓣膜缩小了，或者穿孔了、变形了，血液从左心房到左心室，没有瓣膜挡着。心脏瓣膜疾病大致就这些情况。

咱们内科能够治疗的是比较轻的心脏瓣膜疾病。如果是粘连严重的，那咱们内科治不了这种病，他们就得去外科治疗。最早的治法是用手术刀把闭锁的瓣膜口划开，让这个狭窄变大一点，血流就能通过了。但是闭锁不全的、瓣膜退化的，血液从左心房到左心室很顺畅就过去了，像这种情况，外科一般也修补不了。在治疗这些患者的时候，不管是狭窄也好，闭锁不全也好，最后都容易发展到心力衰竭，这时就是看病变轻重了。过去这种患者多的时候，有人做了统计，平均寿命是 36 岁。但是发现抗生素以后，这样的患者少了，稍微有点感染就吃抗生素，细菌都被消灭了，得风心病的就变少了。虽然如此，临床也还能遇到这样的患者。如果属于狭窄的、粘连的，可以用中医中药治疗。瓣膜口达到 1.8cm² 以上的话，人的基本生存还可以得到保证，血液循环差不多就能够供给身体应用。我也曾经治过几个瓣膜口粘连比较厉害的，或者刚才说的鱼嘴状的那种，效果不理想。

五、防治未病，却病延年——阮士怡教授谈养生

1. 如何理解四季对疾病的影响？

四季对人的身体有没有影响？答案是有的，而且它是随着季节变化的。"春捂秋冻"你怎么理解的？就是热天到冷天是逐渐来的，身体的抵抗力，就是对寒冷的抵抗力还在的，所以你可以少穿一点。可是到春天以后，你就不能像现在似的，马上把厚衣服都换下去，那就容易受外邪侵犯。这个人身体的适应性其实还是很大的。对于疾病的发病情况，也是与季节有关的。像高血压冠心病患者，对气候变化的敏感程度较高，易在冬季发病，这是因为在寒冷的天气中，会让人血管收缩，周围的血管阻力增加，血压升高，同时也会增加心肌负担。若本来冠状动脉存在狭窄，那更容易导致心肌缺血、缺氧情况的加重。还有，患有慢性支气管炎、肺气肿、肺心病等肺部疾病的人，一般会在秋末冬初气候变化异常时，病状加重或复发旧病。

2. 中西医对衰老的认识有哪些？

中医对衰老的认识以及对延缓衰老的探索，可以追溯到两千年前。《神农本草经》中提了很多名词，"延年""不老"，等等。关于长寿的探究在春秋战国年代就有了，在最后总结是什么呢？有三个衰老的原因：一个是阴阳失调，阴阳不平衡了；一个是五脏衰弱，五脏衰竭；再一个是精气神的耗损。中医对"防老"这个问题基本就是从这三个方面探究的。阴阳对身体的影响在《内经》中讲得最多了："法于阴阳，和于术数，饮食有节，起居有常，不妄作劳……形与神俱，故能终其天年，度百岁乃去。"古代医家注意养生问题，首先提出来的是阴阳平衡这个问题，"阴平阳秘，精神乃治，"阴阳能够相互平衡，阴阳对立统一，互相排斥，互相拮抗，互相依赖，互相制约。还有就是人体的阴阳必须和自然的阴阳顺应起来，单纯的人体的阴阳协调还是不

够的，自然界的阴阳混乱，也会对人体产生影响，例如下雨多了不行，旱了也不行。人的阴阳平衡和自然的阴阳平衡相互配合，才能达到健康的目的。所有的事物都是有阴阳两面的，从社会的角度来讲的话也能讲得通，社会的存在就是阴阳相对稳定的、动态的平衡。中医提出了阴阳、五脏、精气神，可是单讲五脏六腑或者阴阳平衡也不行。后来我个人得出了"五脏六腑的阴阳平衡，人就可以长寿不衰"，把阴阳和五脏结合到一块儿了。

西医有关衰老的说法也是不统一的，一般分为四个说法。

第一个是遗传。衰老与人体的遗传有关系——遗传不仅仅是在寿命上，在疾病上也是一样的，临床上很多疾病病因与遗传有关系，像高血压、先天畸形等。这种说法是最多的。

第二个是内分泌学说。内分泌在人体的生命活动中起重要的作用，内分泌里也分阴阳。因此，阴阳平衡与现代医学有密切关系，一个脏器也讲阴阳，讲阴平阳秘的。就拿糖尿病为例，胰岛功能不好了，产生胰岛素减少，就会形成糖尿病。正常的胰腺产生胰岛素能够限制血糖升高，而当血糖太低的时候，胰腺又能够产生胰高血糖素使血糖升高。

再一个就是大脑神经递质学说，最后一个就是自由基学说。

总的来说，每个学说都有它的优点，都有它的根据，也有不同的地方，没法确定哪一个更为准确。我自己倾向于"自由基学说"。自由基是什么呢？是人体在代谢过程中产生了一个不配对的电子团或者分子团。自由基也分好多种，氧自由基、羟基自由基。总的来说，就是人体发生氧化反应的时候，人体各个脏器的代谢循环产生的自由基排不出去，影响了细胞的生长代谢，所以我觉得这个原因是比较重要的。我最近拟了一个抗衰老的方子，用了黄芪、桂枝、淫羊藿、枸杞子、刺五加、沙苑子、知母、生山楂、赤芍，只有一两味没有清除自由基的作用。所以，我认为这个方子能够抗衰老，还能增强免疫功能，抗辐射、抗缺氧。药物对身体有多种作用，使人体在动态平衡当中实现内环境的平衡稳定，使内分泌和激素的分泌也在平衡稳定当中，这样一来人就可以长寿了。

在抗衰老的相关实验研究方面，我们通过动物实验用 D- 半乳糖造出衰老的动物模型，将饲喂抗衰老中药的动物模型与不喂药的作对比。不给药的衰老死亡，给药的动物活得就长一点。那是在 20 世纪 80、90 年代做的动物实验。原来，我的本意是找到一种活的时间最短的、不是太低等的动物，通过实验看看究竟能活多长时间。当时去南开大学咨询生物学教授，他说小鼠能活 3 年，于是我就选小鼠做的实验。分了 5 组，每组 50 只小鼠。在当时，我那个实验还是规模比较大的了。由于实验条件不好，到最后的时候，每个组里只剩 10 多只小鼠。所以，我在自然衰老的模型中没有得到结果。在实验开展 1 年多的时候，做病理。起初，想着除了做心血管，其他的像大脑、肝、脾、肾等全身主要的脏器也都做成病理，结果工作量太大。取材后，由于精力物力有限，只做了心脏和血管的研究。结果证明了中药在动物抗衰老的一些指标中都有效果。

3. 心脉系统与衰老的密切关系体现在何处？

血与衰老的关系也是很密切的。金元时期张从正曾提过，人体"以气血流通为贵"，那么任何影响血液流通的因素，比如说人体的血不够了，不能供养机体正常运转了，还有就是血液的运行不好了，或者是排泄不好了，都是不正常的，都会引起疾病。这样，关于血与衰老就有三个方面，生成不足、运行不利和排泄功能障碍。

有些患者来了，说自己记忆力下降，反应迟钝，还头晕，耳鸣，面色发黄，憔悴，这些人大多是血不足造成的。首先想想为什么生成不足啊？中医讲脾主运化，是后天之本，气血生化之源。人老了，脾胃功能往往较差，《素问》上面讲："五七，阳明脉衰，面始焦，发始堕"，说明衰老和阳明脉是有很密切的联系的。衰老首先表现在头面、头发上，这个很符合实际啊。你们可以观察一下，很多人衰老的表现首先是出现白头发，这个要区别于先天的那种，也有很多人是遗传父母的，这个不能算。这就是脾虚不能正常生血，机体不能受血的濡养而引起衰老。另外一个原因是心阳不足，不能发挥蒸腾作用。打个比方，锅下面没有火，或者火力不够，怎么能煮开水？这样，一方面，脾胃运化的水谷精微不能变成有用的血液，出现血虚的症状；另一方面，火力不足，会形成其他的物质，叫血浊，血里面的有害物质，停在血脉里，影响血液的运行。

血液的运行和水管里水的流动是很像的，两者原理相近，一个是血管必需完整、通畅，一个是必需有心气的推动。人到六十，心气衰弱，不能推动血液的正常运行，那么五脏六腑，还有人身体的其他部位就得不到血液的濡养，同时代谢产物也不能排出，久而久之，会加剧衰老。而脉道不通畅也会造成血液运行不利，人体中血液该供养的地方供养不到，脉道完全堵塞会更严重的，时间久了就会出现衰老的征象。无论是心气不足，还是脉道不利，最终的结果是导致血瘀的形成。老年人的血液有几个特点，黏、浓、凝、聚，容易得脑梗啊和这个是有一定关系的。瘀血是病理产物，也是致病因素。瘀血形成以后，又会进一步损伤脏腑的功能，造成脏腑功能紊乱，表现是什么呢？一个是老年斑，皮肤粗糙，巩膜浑浊；再一个是冠心病、脑梗死的发生。这些都是衰老的征象。

血液除了能供给全身各个脏腑器官营养物质外，还能将人体产生的废物排泄出去。血液的排泄功能出问题了，也会引起或者是加剧人的衰老。正常情况下，血液中的废弃物——我们称之为"血浊"——是通过肺的呼吸、肾的气化，还有膀胱的决渎作用而排出去的。如果血液生成不足，就会导致血液携带这些废弃物的能力下降，血浊不能充分地排出体外而沉积在脉络上，造成脉管狭窄，营养更加达不到人体的需求，机体缺血缺氧。血浊沉积在脏腑，能引起免疫、神经、内分泌的紊乱。头发脱落、脂代谢异常、色素沉着等，都是这个表现。

4. 衰老和情绪变化有何联系？

另一个就是神与衰老。老年人常常出现心神失养的表现。很多老人都有"健忘""记忆力减退"的表述。往往这些人呢还有性情的变化，他有事了不愿意跟别人说，也不和自己的孩子说，病情轻的患者是这样；重的表现为没有特殊原因就大哭、大笑，悲喜不定。这些都是老年人衰老、心神失养的表现，而心神失养可以加速衰老。中医讲心神一体，《内经》里面叫"形与神俱"，形体和神同步，才是最健康的状态。如果心神失养了，那么脏腑的运行就不协调，就会得病。而且，养心调神这个大法在延缓衰老中作用很大，一些养心调神的中药，比如远志、莲子心、合欢花，都有这个作用。作为老年人，一定要保持心情的舒畅，不要有太多的欲望，要让自己的心静下来。坏情绪是很多疾病产生的原因，尤其是老年人抑郁症，你们要注意一下。

还有老年人的智力问题也要注意。老年人由于脏腑亏虚，髓海不足，智力没法和年轻时候比，有的生活质量也会下降。我在用药的时候，经常使用一些改善老年人智力的药物，能起到填精益髓的作用，比如益智仁、桑寄生、远志等等。智力问题对于老年人本身，乃至我们国家，都是一个很重要的问题。现在我国已经进入老龄化社会，这么多的老年人，如果只是坐着吃喝，什么事都不做，或者由于身体原因，什么都做不了，这样的态势还是很令人担忧的。

这个衰老啊是大自然的规律，没有人能越过这个规律而生存，但是如果能用一些具有抗衰老作用的中药来延缓衰老，我想，这对我们国家还是很有益处的。

5. 养生心得有哪些?

衰老的问题也不是现在才提出来的，从庄子、孔子、老子他们就都提过，那个时候也都想活得长一点，所以他们提倡自然。

遵照《内经》的说法，"饮食有节、起居有常、不妄作劳"，这个"不妄作劳"的意思是劳逸结合。我自己是不妄动七情的，按照《内经》中就是："阴平阳秘，精神乃治"。在医院难免有不痛快的时候，我都不在意，一直保持这种状态。

关于吃东西方面就没有那么讲究，以清淡为主，蛋白、青菜、水果、主食都按照一般情况换着样儿吃。在研究心血管时，我研究了院内制剂，发现中药对很多病都有效，但是有一点，就是要吃的时间足够长。我相信从40岁开始吃中药，假如没有特殊的毛病，肯定能长寿。我认为延长寿命的关键不单单是活得长，而是在健康的基础上长寿，以健康为主。老年人健康，不生病、少生病，还可以减轻家庭负担。

我81岁退休，还想继续工作。那时候有个老局长帮我，想试着把中药放在主食里面，面粉厂、挂面厂都不给做，后来也就不了了之。退休以后我就想做两件事：一是让老年人少生病；二是提高人的智力。我相信中医中药有提高人智力的办法。相对来说，老年人的健康状况比较容易改善，而提高人的智力要从孕胎开始就注重。做科研工作，非得自立自强才行。科研就这两方面一直想做。

我们都说健康长寿，应该在健康的基础上长寿。前两天报纸上登了一个消息，一位115岁的老人死了，报道认为这个老人是世界上最高的年龄，实际上不是。这种调查啊很难，实际上咱们国家就有个128岁的，广西的，活得挺好。彼此祝贺的时候，不是说"祝你长命百岁"，因为有128岁了，就不是长命"百岁"了。那你觉得人能活多大呢? 我觉得人活的岁数没有上限，有活几百岁的。现在很明显的，人们一年活得比一年长，80多岁的患者来了以后，也都挺好的。健康的老年人啊，有的标准说形体正常、功能正常、没有疾病、适应社会，认为符合这些就是健康的老年人。是不是健康的老年人，实际上只按这些很难判断。据国外的统计，不超过15%，限制太严了，尤其最后一条"适应社会"，是最难的，因为这个社会不见得能合你的心意。

我认为，人活的岁数跟这个人社会经济情况、社会的制度、环境的污染等各方面的相关性是逐渐增加的，增加到什么程度算是最终呢？我认为没有。也有人认为，寿命和职业很有关系。一般认为诗人的寿命都短，因为诗人感时伤世，总是忧思重重的。有的人认为写字、画画能延长寿命，柳公权活到 88 岁，也不算太长寿。另外，武将最高寿的活到 110 多岁。总的来说，这个职业对人寿命的影响还不是最大的，最大的还是生活方式。

我考虑老年人的健康问题，就考虑到心血管问题上了。老了以后才知道，你还是得从年轻的时候开始防治，因为 20、30 岁的时候血管就开始退化了。可是即便你发明出一种好药来了，你总吃这药也不行啊。所以，有一段时间我就考虑，你发明了一个处方之后，再精简药味，当然价格不要太贵，把这些精简的、没有什么特殊气味的药加在饮食里，让他从壮年以后就吃这个带药的饮食，时间长了，身体自然就好，这是解决了根本问题。像患者来了以后，摸摸脉，看看舌头，开个处方，一般咱们开方还是对症治疗，很少是从根本上解决健康问题的。所以，将来还是想从根本上能解决一些问题，治病必求其本嘛。

抗老防衰的思维原点是益肾健脾、软坚散结，这是作为一个防治的方法。2013 年，我就考虑能不能拟一个方子，具有预防的作用？因为人的衰老，基本上就是五脏六腑的衰老，大概从 50 岁就逐渐开始。心肌细胞、脑细胞都在减少，肠胃细胞也在减少，只不过肠胃细胞再生得也快。可是，大脑和心脏的细胞减少以后就不能再生了，生下来有多少就是多少。所以我就想，能不能延缓细胞的衰老？

用药方面，我主要用的是药物抗老防衰的作用。之前我曾想推广一个常用方子，后来我考虑这好像已经不太妥当了，就没再研究它。因为中国人口有 13 亿多，如果说要延长寿命，可健康状况不好，这样只会增加负担，却不能发挥才用。就目前来看，老年人在家里起码还能管理家务，买买东西，照顾小孩，可是现在的老年人占 3 亿多，我这说的大概都是 2、3 年前的事儿了，因为我这眼睛也看不见报纸，如今具体多少还不知道。2015 年，国家统计局发表的中国人平均寿命大概是 76.34 岁，你说要是把所有人寿命都延长 5 年的话，国家的负担就不得了！从粮食生产上说，能不能自给自足，都不好说。所以，后来我就不再提倡这个事儿了。可是，1954 年、1955 年那个时候，这个问题还不是很严重。那时候还提倡多生小孩，后来一看人口太多了，20 世纪 80 年代初就开始限制，1 对夫妇只允许生 1 个孩子。这“1 个孩子”

所带来的问题是，以后 1 对夫妇起码要照管 4 个老人，或者 5 个，也有可能是 6 个。万一有个老人生病了，这俩人的工作肯定都会受影响的。而现在这个社会上主力的工作人员也就是 25 岁到 40 岁吧，这时候要求他们是精力最旺盛的、工作状态最好的，不论从事科研、教学、行政工作，还是其他什么工作。所以，我就想到老年人的健康问题，健康了才能得长寿，长寿是在健康的基础上。只有这样，对社会才不会有太大的影响。中医界认为，个人跟社会的进化都是有关系的。

6. 如何做到畅达情志，形神兼调？

现在的检测手段多了，这个病也不是单纯的心脏或者哪个脏腑的疾病，而是全身性的，就看在哪一部分问题比较严重。想办法把它解决之后，很多其他的病也都能解决了。动脉硬化的问题解决了，不但可以解决心脏和血管的问题，代谢功能也正常了，即便是受到一些外感邪气也能很快恢复，因为本身的抵抗力好了，其他的问题也可以解决一大半。

另外，阴阳也是很重要的，阴阳一定要保持相对平衡。西医现在也讲保持平衡，平衡之后心情好了，心态自然也好了。情志与人体健康有很大的关系。像现在的社会也没办法，不可能让每个老人都有人陪着，每天快快乐乐的。所以，老年人这个群体是有点儿抑郁的。老年人如果可以吃好、休息好，基本上就可以说是健康的，二者其中之一不好，问题可能就来了。比如吃饭不好，可以是胃口不好，也可以是心情不好。

近些年我注意到，老年人除了自然的老化之外，和本身的情志也有很大关系。拿我现在来说，听收音机的播音啊、音乐什么的，对于我来说是一种不好的刺激，时间长了就容易产生精神疾病。将来的患者可能也会有一部分是类似这种刺激造成的。所以人老了之后，没有愉快的事情做，活动困难了，心情就容易不好，长期独自在家闷着不舒服。人老了之后首先一点变化就是说话少了，当然，另外一种总在自言自语，那也可能是因为精神问题。一般提前衰老的人第一表现就是话少。曾经有个患者，开始的时候没什么症状，就是不爱说话不爱运动，大约一年之后病情加重，出现了幻听、幻视，情绪不正常，这大概经历了四五年的时间。人老了就是两种现象：一种是疏远亲人，让家人不要管他；一种是没事儿的时候自言自语。所以这种病其实都是老年抑郁的表现，不过过程不一样，前一两年一般都是沉默，之后四五年就是大脑失常的表现，最后的几年可能就是躁、狂，心烦，甚至是自杀了。这种病和老年痴呆从症状上没有区别。患者经过了这个病对身心的影响后可能对寿命就会有一些影响，但是老年痴呆就不一定了，有的人可以痴呆活上十几二十年。实际上来说还是没弄清楚是什么原因导致的痴呆。内科疾病最大的两个问题就是病因不清楚以及从根本上治疗困难，所以我主张老年病要提前治。老年前期要有保健意识，首先要保证循环系统的正常；第二个就是家庭环境问题，但是这点比较复杂，夫妻不和睦、经济状况不好、子女不听话都可以导致疾病；另外自然条件更不好把控。所以老年前期保证一个好的生活环境，保证血液循环好，人一定能够健康长寿。

人老了之后得了心脑血管疾病，一般情况下没有太多的好办法，比如心衰的患者吧，西药大多数还是依靠强心利尿的药。不过咱们中医在治疗这方面的疾病就有一定的好处了，除了加上利尿的中药以外，再加上葶苈子、北五加皮。不过北五加皮要谨慎使用，胃肠功能不好的患者慎用。利尿的药我一般喜欢使用茯苓、泽泻等，因为泽泻除了利尿之外还可以降脂、降压，可是也有些研究说它的降压作用不明显。以前我用生脉散，最近加上知母和葛根这两味药，主要是想从疗效上看一下加上这两味药能不能比党参、麦冬、五味子等药物效果好一些。

在中医方面我们也要注意创新，不能够墨守成规。八纲辨证、脏腑辨证、六经辨证、卫气营血辨证、三焦辨证等等，都非常好解释。在治疗上不管用什么辨证方法、什么治疗方法，都要解决患者的问题。现在内科很多疾病都是从儿科过渡来的，最明显的就是肾炎。小儿最容易出现嗓子疼，有些小儿就可能引发肾炎。急性肾炎之后可以缓解一个阶段，但不能根治，最后导致慢性肾炎。青年阶段可能好一个阶段，但是感冒之后又犯了，所以不容易治疗彻底。肾功能衰竭之后很多人选择透析，现在的透析方法也多了，患者的生存质量和之前相比也是提高的，透析确实延长了患者的生命。有个患者两年没有尿，就靠透析维持，生存质量很不好。所以我们应想办法提前预防疾病，比如出现急性扁桃体炎时积极治疗，首先提前别让嗓子发炎感染。很多内科疾病都没有太好的治疗方法，因为很多疾病使多组织病变是不可逆的，所以不能等病变到不能治疗的时候再开始治疗，要提前做好预防。那么，中医的优点体现出来了。疾病还没进展到不可逆的时候，吃中药治疗一定有好处，而且能解决问题，这一点大家一定要有信心。

中国正在进入老龄化社会，老年医学在我国已经获得了重视。老年抑郁症除了使用药物治疗，还需要注意老年人心理因素的作用。原来在多伦道的时候，有个老大夫给患者开的药吃了挺管用的，有一次这个大夫病了请假了，就让下面的小大夫照原方抄着吃几剂，患者反映吃了不管用。这个情况就是心理作用。还有就是让患者养成好的生活习惯，多参加集体活动，多结交朋友，培养兴趣爱好，积极进行户外活动。再一个是子女们多关心、陪伴、支持老年人，营造良好的家庭氛围。

第二卷
圆括机变，国医大师谈法

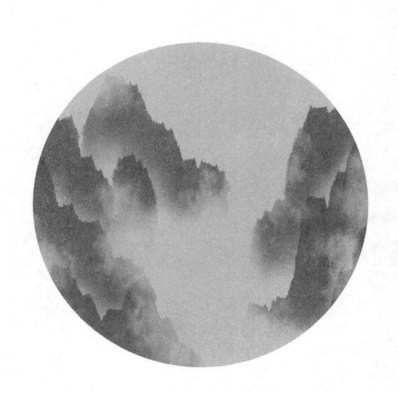

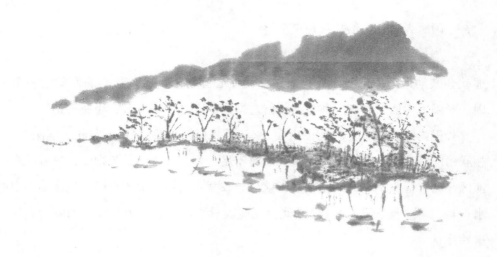

一、一断于经，治病求本——阮士怡教授谈益肾健脾法

1. 为何以益肾健脾为基础？

学生：老师，我看到您临床上常用到补肾、健脾的药物，您是以这个作为遣方用药的基础吗？

阮士怡教授：对，"益肾健脾"是个基本的治法，可以预防治疗冠心病及其他心血管疾病。肾气足了以后能够助脾运化，脾运化能够生血，血归心以后，循环就好了，这是一个基础问题。肾是人体的先天之本，内藏真气，分为真阴真阳。在人的生长过程中，肾是最重要的，其他脏器都是借助肾的功能发挥自己的作用。其次是脾胃，主运化食物，这种功能要借助肾的作用。所以益肾健脾，人摄入的饮食才能化生为精微物质。肾主骨生髓，变化为血，血注于心，再通过经脉流经全身，五脏六腑、四肢百骸各部分没有哪一部分不受血的滋养。我接触中医几十年，发现有很多补肾健脾的药对血液有很好的作用，包括补肾阴补肾阳的药、健脾的药等，对于血液的生成都有帮助。

2. 益肾的具体治法有哪些？

学生：老师，您能具体说说益肾的法则吗？

阮士怡教授：肾作为先天之本，与人体的正气、衰老都有着非常密切的关系，所以我临床上的治疗方法总结出来就是温肾阳、滋肾阴、泄肾浊三种。

肾内寄元阳，是一身阳气的根本，"五脏之阳，非此不能发"说的就是这个道理。而心阳就是根于肾阳，心为君火，肾为相火，心阳跟肾阳的关系是非常密切的。心阳虚就会鼓动无力，不足以运行血脉，会使心脉痹阻，这是冠心病发病的一个主要原因。肾阳虚的话，临床上典型症状就是腰疼、乏力、夜尿多、小便失禁等。

肾里内藏真阴，上一句话后面还有一句就是"五脏之阴，非此不能滋"。跟肾阴相联系的是心血，如果肾阴亏虚，心血不足，心失濡养，不荣则痛，患者就会感觉心前区疼痛。肾阴不足，无以生血，就会导致营阴暗耗，脉道空虚，就像咱们说的"无水行舟"，血行失畅，血液瘀滞就会发展成冠心病，会出现心悸、胸闷、心烦、失眠这些症状。

肾既主封藏，又主排泄。《素问·生气通天论》说："清阳出上窍，浊阴出下窍"，这个浊阴主要包括饮食水谷的糟粕和脏腑代谢产生的浊气。二便是排泄这些废物的主要途径，肾司开合，开窍于二阴，主持二便排泄的功能。如果肾排泄功能不好了，那浊气就内留不出，会进一步加重痰浊、瘀血，这些就算是肾的标证。我说的"肾浊"概念比较广泛，包括水湿、痰饮、瘀血这些病理产物。肾浊证的临床表现也较为常见，像面色发黑、眼胞晦暗、眼周黯黑、口咸、水肿，有的患者还会有喘咳、咳痰，老年人还会有反应迟钝、痴呆。用这个法则，就要根据患者的实际病情考虑要不要用泄浊法了。

3. 健脾的具体治法有哪些？

学生：老师，益肾的法则听明白了，那健脾呢？

阮士怡教授：脾是后天之本，对人正气的盛衰有非常重要的作用。健脾主要有两个作用，一个是固护正气，一个是通过健脾，来运化水湿痰浊，可以防治冠心病。健脾的方法主要就是补益脾气，升举脾阳。还有，帮助脾胃运化，跟心脏的功能也都有很重要的联系。

4. 以益肾健脾法研制的成药有何特点？

学生：您在早期应用"益肾健脾、涤痰散结法"研制了"降脂软脉灵Ⅰ~Ⅳ号"及补肾抗衰片，您能说说他们的不同，以及您的想法吗？

阮士怡教授："益肾健脾、涤痰散结法"主要是针对衰老引起的痰浊凝滞。痰生百病，痰浊可留滞在人体脏腑形骸，可出现各种结缔组织的增生，导致组织功能的退化。在血管中则可呈现出脂质斑块的沉积。《内经》说"结者散之"，因此治疗应以软坚散结之法。因为是痰结，故以涤痰。但这里的痰是"标"，其实质还是脏腑亏虚，而且是由于衰老而导致的脏腑亏虚。就像临床有些年轻的高脂血症患者，血脂虽高，但是动脉粥样硬化就不严重。在临床用降脂软脉时，若兼有气阴两虚证者用Ⅰ号，若兼见阴虚阳亢则用Ⅱ号，若气阴两虚兼见心律不齐者选用Ⅲ号，若兼见气滞血瘀证则选用Ⅳ号。

二、治病祛邪，药简力专——阮士怡教授谈软坚散结法

1. 对软坚散结法如何理解？

学生：老师，请问您对"软坚散结法"是如何理解的？

阮士怡教授："软坚散结法"，属于中医上讲的消法，是对痰凝、血瘀、痞块、癥瘕、积聚等病证的治疗大法。现代医学研究里，动脉粥样硬化的成因与血脂异常有关，但血脂和中医所说的"痰"不同。中医的"痰"，有狭义和广义之分。狭义的痰，我们一般指呼吸系统的分泌物，又称为外痰；广义的痰，是指内痰，一般是因为体内多种因素的影响，让体液失去正常的运行途径和规律，逐渐停聚体内而形成。时间一长，人的津液就逐渐化成痰，痰浊瘀阻，就会导致气血不畅而百病由生。这在血管中尤为突出，痰浊瘀阻脉络，阻滞血流，不通而痛，就形成了冠心病。因此，治疗上特别注重软坚散结，《素问·至真要大论》中也说："坚者软之""坚者削之""结者散之"。我在临床上一般爱用海藻、昆布、鳖甲这些药，但是昆布味太过咸，我认为这样不利于高血压，后期用的就少了。

2. 软坚散结宜用哪些药物？

学生：既然您提到用药了，那您临床上都常用哪些药物治疗？

阮士怡教授：我考虑治疗大法是"益肾健脾、软坚散结"，从西医上讲，就是加强心内膜的抵抗力，增加平滑肌的弹性，对心瓣膜病里一些属于粘连性的病效果很好。一方面是软坚，一般我用秦艽10g，炙鳖甲30g，海藻10g。之所以用这三种药，是因为心瓣膜已经纤维化了，加上这三种药是让瓣膜软化。还有一方面是散结，可以用益母草20g，地龙15g，丹皮15g，川芎10g，僵蚕10g，之所以用这五种药，是因

为它们能够抗纤维化，起到散结的作用。最后益母草、地龙两味药能够散结，加之这两味药能让硬结散开。所以，我用这个方法，既能预防，又可以治疗。

3. 软坚散结法有哪些适用人群？

学生：“软坚散结法”在临床上的适用人群有区别吗？例如男性和女性患者的区别。

阮士怡教授：结合现代统计学分析，女性的冠心病发病率增长明显高于男性，即女性有明显的上升趋势，特别是处于更年期或是更年期过后的女性。但是，我在临床治疗上啊，对于男性与女性没有明显区分，都以“补肾健脾、软坚散结”为治疗大法。

4. 软坚散结法在冠心病中如何灵活运用？

学生：您在冠心病的治疗中，“软坚散结法”又是怎么应用的？

阮士怡教授：冠状动脉中的粥样硬化斑块与中医学的有形“癥积”非常相似。“癥积”形成的原因有很多啊，瘀血和痰浊停于脉络，日久就会形成“癥积”，影响血脉的运行。我治疗冠心病，常常以软坚散结、祛痰散结、活血散结、清热散结这些作为治疗大法，其中软坚散结法是其他散结方法的基础，比如祛痰散结。老年冠心病有着虚实夹杂的特点，往往会出现脾失健运，不能运化水谷精微，升清降浊失调，水谷精微壅滞，聚而为痰，故患者多有痰浊瘀阻的表现。《素问》就有“太阴在泉……民病积饮，心痛”的记载，认为心痛的主要病机为痰邪停滞、痹阻心阳。张仲景进一步认识到“阳微阴弦”是胸痹的重要病机，也就是胸阳势微、痰浊内阻，并制定了辛温通阳、豁痰宽胸、开痹散结的治疗方法，其中便有大量含有瓜蒌的方剂。痰的产生也多与脾虚相关，故我在临床上加入健脾化痰的中药，以绝生痰之源。在活血散结法中，瘀血可是冠心病的另一个主要病机。老年冠心病是一种慢性疾病，患者往往患病年限长，就是所谓的“久病必瘀”。另外，老年人往往心气亏虚，致使心气无力鼓动运血，而使血液在脉道中运行缓慢。若兼有痰浊，则很容易附于脉道上，形成“癥积”。《灵枢》里说：“凝血蕴里而不散，津液涩渗，著而不去而积成矣。”所以在软坚散结的基础上要考虑活血法的应用。对于清热散结法，现代人的生活方式啊、气候环境啊、饮食结构啊等等较以往有所不同，体内脂、糖等代谢紊乱，蓄积体内，就会变生热毒，败坏形体，损伤心脏，导致冠心病的发生发展。这种病变很复杂，危险大，也难愈，就会导致临床常见的急性心肌梗死，一般是冠心病患者的斑块破裂、炎症反应等导致血栓形成而发生心梗。

5. 软坚散结法在应用中有哪些注意要点？

学生：您认为"软坚散结法"在治疗上有什么特色，或是有什么需要注意的？

阮士怡教授：第一个就是预防，治未病，就是中医所说"不治已病治未病"；第二个是不能让患者从小就吃药，我认为预防年龄大概是 45 岁吧，这时候身体各方面功能都开始下降了，从这儿以后吃药，就可以让身体虚弱的人少生病或者不生病；第三个就是让人的体质强健起来，增强抵抗力，最后达到健康长寿的目的。软坚散结法用于冠心病中，既能起到预防，也能起到治疗的作用。早期应用从预防为主，但我后来考虑这个想法不太容易推广，因为患者不可能愿意从 45 岁就开始一直吃药。另外就是还有一两味药值得推敲，不太成熟，收集的病例也少。这个我会再考虑考虑该怎么做。

三、遵古创新，和而不同——阮士怡教授谈利水强心法

1. 如何认识心力衰竭？

学生：老师，我们都知道利水强心是治疗心力衰竭的主要方法，能谈谈您对心衰的认识吗？

阮士怡教授：心力衰竭是所有心脏疾病发展的最后阶段，各种心脏方面的疾病严重到最后就都变成了心衰，这是全世界医疗方面的一个大难题。特别严重的冠心病，尤其是得了冠心病然后发生了心梗，最后就很容易发展成心衰。当然，也不是说所有的冠心病都会变成心衰，但是要重视冠心病的这个发展的规律。还有冠心病的不同阶段治疗应该有所不同，有所侧重。

在中医古籍中没有心力衰竭这个病名，只有像"心悸""喘不得卧""心水"这样相关症状的描述，但这些症状可能出现在"怔忡""水肿""喘证""痰饮"等疾病中。《黄帝内经》认为这一类证候的病因病机非常复杂，季节变化，气候变冷了变热了，吃得不对了，心情不好了，或者身体上别的地方的病都能导致这个病。《素问·痹论》

有一句话说了："心痹者，脉不通，烦则心下鼓，暴上气则喘"，《素问·逆调论篇》也说了："若心气虚衰，可见喘息持续不已"，"夫不得卧则喘者，是水气之客也。"所以心衰这个病的根本原因就是心气虚，心阳虚，温运血液的力量不够了，最后血就瘀在那儿，水也不能正常运行了，最后产生的那些痰呀、水呀、瘀血呀又再去耗损心气和心阳，最后就变成恶性循环了。

但心衰这个病最开始是气虚，虚到后面就是阳虚了，而气虚在整个过程中都存在。气虚时间长了就变成阳虚了，患者表现出来的除了心气虚加重了，还会有"寒象"，这就是说的"阳虚生内寒"。《伤寒明理论》说了："气虚停饮，阳气内弱，心下空虚，正气内动而也"。"久虚必瘀"是什么意思呢？王清任说："元气既虚，必不能达于血管，血管无气，必停留而瘀"，所以心气虚了，没办法推动血管里面的血运行，就成了血不利。《金匮要略》水气病篇有句话："血不利则为水"，则说明了血液瘀滞、脉络不畅可导致水肿的发生。唐容川在《血证论》中也说了："瘀血化水，亦为水肿。"所以这个病根本上是"虚"，但是表现出来的有水呀、痰呀、瘀血呀这些实在的东西，本虚就是心、肺、脾、肾气虚，心、脾、肾阳虚，标实就是瘀血、痰浊、水饮、气滞。有本虚有标实，就是心衰这个病的特点了。

2. 冠心病所致心力衰竭有何特别之处？

学生：您刚才说冠心病也会转归为心衰，和其他病因导致的心衰有什么区别吗？

阮士怡教授：冠心病演变成的心衰和其他原因导致的心衰是不一样的。冠心病所导致的心衰，大多是因为脉管不通畅了或者有东西堵住了，血流就不通畅了，血管里流的血就少了，没有血来滋养心脏，心气、心阳就虚了。心阳虚了又不能温煦肾了，肾不好了就没法管理身体里的水，水就泛滥了。向外反映到肌肉里和皮肤里，向上反映到心里和肺里。肺调理气的运行方面、调理呼吸方面又不好了，最后气、血、水都变成病理产物，共同为病。身体上的水肿、呼吸不顺畅、喘、心慌等这些症状都出现了，最后就变成了心力衰竭这个病。

3. 心力衰竭的具体治法有哪些？

学生：治疗上您具体分哪些治法？

阮士怡教授：治疗啊，脉管通畅、心有血液的滋养是最重要的。这些治好了，身体的水肿、喘也就没了。所以用的办法是"益肾健脾，强心利水"，用药开方大多从治脉、治血、治心、治气、治水这五个方面着手。

第一个是治脉。由冠心病发展来的心衰，最主要的病因就是脉道不通畅。《素问·痹论》说了："心痹者，脉不通，烦则心下鼓，暴上气则喘。"所以，脉道不通畅是造成心气不足的一个重要的原因。由冠心病发展来的心衰，首先就得让脉道通畅，这是最关键的。只有脉道通畅了，精微物质在脉道里输送正常了，心才能获得足够濡养，才能逐渐恢复心阳的正常生理功能。心阳够了，鼓动有力了，才能够温煦肾水，让水不泛滥，水肿也就消失了。

而老年冠心病到了心衰的阶段，它的治脉的方法还是用的冠心病"已病期"的主要治疗方法——"益肾健脾，软坚散结"，但是要注意的是"软坚散结"中一部分中药含盐量高，要少用这些药。所以治疗冠心病心衰期，软坚散结药一般只使用鳖甲一味，海藻、昆布含盐量高，一般不用，以防止患者水钠潴留，影响治疗效果。

第二个是治血。对于冠心病患者来说，根本问题就是脉道不通，血流不畅，然后有了"血瘀"。患者表现出来的也往往还有发绀、肝大、静脉压增高这些瘀血的表现，这就是"血不利则为水"的现象。《金匮要略·水气病脉证治》把"水气病"分为了血分、水分这两个概念，分出来血分这一证，可见血瘀在冠心病中是很多见的。所以说，在治疗心衰时要用点儿活血的办法，来消血瘀、消浊痰。

第三个是治气。心气虚是心衰发病最开始的原因。心气虚了，那么心主血脉的生理功能就有严重问题了，后面就能导致气血瘀滞，脉道受阻。血如果不在脉管中，停下来的话就容易跑到脉管以外了，"血不利则为水"，就成了瘀水互结、痰浊不化。治疗时要通过治气治血来达到治水的目的。张景岳说："故治肿者，必先治水；治水者，必先治气，若气不能化，水道所以不通"，所以治疗心衰一定得重视心气虚这个关键因素，我一般都用补益心气的方法来帮助利水。

第四个是治心。我认为因"心"引起的喘息、水肿必须要从心这个方面治疗，治心才是治根本。冠心病到了心衰这个阶段的患者，治心法就主要分了两个方面，强心和育心。强心的意思，从字面理解就是要增强心脏功能，跟西医一样了。这是要学习西医的长处，选中药药理方面有强心、增加心肌收缩力的药物来治疗。当心衰因为感染、血压骤升等原因加重的时候，只用咱们古人用的那些利水的药物，一般不能直接快速收到效果，或者虽能短时间内取得效果，但是很快又会反复了。所以要从中药的药理角度入手，选择具有强心利水作用的中药，让它快速起效，让患者能很快解除心衰的症状。育心这方面需要单独说，这里要强调的是，育心法也能用在冠心病心衰期症状不严重的患者。

第五个是治水。"治水三法"在中医古籍中早就有记载了。《素问·汤液醪醴论》有"治水三法"，就是指的开鬼门（宣肺发汗，以开上窍）、洁净府（泄膀胱排尿，以利下窍）、去宛陈莝（疏通血脉中之陈腐瘀积，使血流畅通），对控制心衰是有作用的。关于"去宛陈莝"前面也说了。"开鬼门"在冠心病所导致的心衰中的应用，不是用发汗的办法，而要用宣通上窍的办法来通利下窍。因为汗为心之液，冠心病心衰患者发病的时候本来就会有汗出的症状，甚至会大汗淋漓，这样对心气是有所损耗的，要是再用发汗的方法来利水就是雪上加霜了。因此，心衰的患者用的治水的方法主要就是通利下窍，从小便利水。对于心衰患者的治疗，基本上都是用通阳化气、健脾利水。因为冠心病本来就有胸阳不振的病机，所以在使用利水的办法时也得注意用"通阳"来帮助气化，行水利水。冠心病还有脾失健运、痰浊停滞的病机，所以利水时，还得加上健脾。这个主要是用于冠心病的心衰期。其他各种原因最后导致的心衰也都能依照这个办法根据证候来加减用药。但是一定得注意，利水强心不是治本的，患者病情缓解了，还是得用"育心养心"为主的治疗方法，还要兼顾冠心病这个最根本的病根，别让病情加重了。

四、气血同治，纲举目张——阮士怡教授谈益气养阴法

1. 益气养阴法的理论依据为何？

学生：老师，您临床上使用"益气养阴法"是基于什么理论？

阮士怡教授：其实"益气养阴"是指气血问题，我是在中医"气血同治"的基础上用的。换句话说，益气养阴就是补益气血养阴。一般来说，一个人——尤其是老年人，大都是阴液、津液、血液不足的，所以养阴药要用一些。女贞子、天冬、麦冬这一类的，就是补养阴液、生津液的。按中医来说，津液对人体是很重要的，缺少津液的人干枯瘦小。当然，按西医来说这主要是脂肪的问题。补气药，一般用人参、西洋参、黄芪。

2. 益气养阴法的具体内涵为何？

学生：那您能详细讲解下"益气养阴法"的内涵吗？

阮士怡教授：冠心病发生的根本原因就是阴阳失调，具体说就是心肾阴虚，虚火妄动，扰动心神。心肾阴亏了，就不能去制约心阳、濡养心神，导致心神失养；虚火上炎呢，则扰乱心神；这两个加一块就是心神不安，患者就会出现心慌啊、烦躁啊、失眠等这些症状，所以治疗的关键是养阴。其中，心阴、心阳不正常或者说不平衡了，在发病的过程中就很重要了。一旦这个心的阴阳平衡被打破了，心阴亏损就会造成心阳独走于外，阴阳之气不相顺接，就会导致咱们说的阴虚阳亢这种状态。总之，我见过的大多数患者都是以心肾阴虚为本，虚火扰神为标，本虚标实是总的病机特点，治疗还是要滋阴为主。

3. 益气养阴法该如何用药？

学生：那用药方面您有什么经验？

阮士怡教授：现代人的生活压力都大了，平常应酬多，吃的也都是些肥甘厚味，加上多思多虑，容易导致咱们说的心之形质受损伤。同时心主神明的功能也会跟着受损。治疗时，应从"形"和"神"两方面着手，以滋阴降火、宁心安神为原则，补心体，畅心用，在用药的时候滋阴药物与清热药物都要重视，在这个基础上再进行加减，临床上的效果都是比较好的。

拿炙甘草汤举例子吧，这个方子我经常用，炙甘草、人参、大枣，补脾气、益心气，是资气血化生之源的；麦冬、阿胶、麻仁可以养心血、充血脉，是滋心阴的；佐的是生姜、桂枝辛行温通，通血脉、温心阳。这个方子主要是让阴阳调和、气血充足，那脉结代、心动悸就会缓解。现代中药药理学研究显示，炙甘草汤除了抗心律失常作用较为显著之外，还能起到正性肌力的效果，让冠状动脉血液供应增加、心肌缺血状况得到改善，心肌缺氧耐受力显著提高。我在临床中就发现，炙甘草汤是有很好的抗心律失常作用。还是讲这个方，再增用一些滋阴药物补阴，助血脉生化之源；用温阳药物来增加通阳的作用，这是根据阴阳互根互用的理论，阴中求阳，达到阴阳双补的功效。董晓初先生的"651丸"就是用炙甘草汤去了麻仁、生姜，加龟板、五味子、鸡血藤衍化而来的。我也喜欢用鸡血藤，在这个方子里它是佐桂枝以通阳活络。

鸡血藤在古代很多本草论著都有记录，大多记载了"去瘀血，生新血"的功效，称为"血分之圣药"，它有补血活血、舒筋活络的功能，用治月经不调、血虚萎黄、麻木瘫痪、风湿痹痛这些，效果很好的。鸡血藤还有改善造血系统、调节免疫、抗肿瘤、抗病毒、抗氧化、抗贫血、抗血栓，以及对酪氨酸酶双向调节等多种作用。再一个就是鳖甲，它有免疫促进作用，能提高淋巴母细胞转换率，增加抗体存活时间；鳖甲还具有抗肿瘤作用，可抑制结缔组织增生，防止细胞突变；可使动物实验模型总胆固醇水平明显下降，同时可升高高密度脂蛋白水平，减少脂肪的吸收，促进脂肪代谢。

五、老骥伏枥，再谱新章——阮士怡教授谈育心保脉法

1. 阮教授提出"育心保脉法"的心路历程？

学生：您是如何在临床经验中又创新出"育心保脉法"的？能讲讲您的思路变化吗？

阮士怡教授：我一直在说这个"治病必求于本"，但"本"是什么呢？就是动脉的内膜。据国外的研究显示，内膜本身出现问题，一般都发生在血管弯曲或者交叉的地方，并不是所有的内膜都是这种现象，有些由于长期血液流动，损伤内膜内皮细胞，胆固醇聚集在损伤的地方，血小板也聚集在损伤的地方，然后释放凝血物质。同时身体的白细胞、吞噬细胞，清除损伤部位的异物，然后修复内膜。当异物不能清除，损伤不能修复的时候，在损伤部位形成斑块，斑块似玉米粥的颜色，所以起名叫"动脉粥样硬化斑块"。从根本上治疗的话，要加强内皮的抵抗力，保护内皮，降低胆固醇，降低血小板凝聚力，减少血栓形成的风险，从而，可以从根本上进行治疗。因此那时候的治法是益肾健脾、软坚散结，有的时候也叫涤痰软坚散结，可是健脾本身就含有涤痰的作用，所以为了四字一句，就没有再加涤痰。从"益气养阴"就改变成"益肾健脾、软坚散结"。肾是元气，脾是消化，消化后可形成血液，血液流注于心脏，循环全身。把肾和脾兼顾起来，就可化生血液。当血液循行于血管当中，就不易发生内膜的损伤。"软坚散结"是指治疗已经形成的硬斑块。中医上讲："坚者散之，坚者软之"，"软坚散结"就是把已经硬化了的血管变软。这种办法就是防治，主要是治，这种治疗方法比原来的"益气养阴"更加切实。"益气养阴养血"是指气

血问题，就是补气养血，这还不行，必须把血管问题给解决了。这些年在医院看病，又想到，"益肾健脾、软坚散结"究竟能不能治疗根本问题？后来发现还是解决不了根本问题。若要解决根本问题，还是用"益气养阴、育心保脉"，可以预防冠心病的发生。能不能达到治疗的目的？根据我的治疗经验，我认为可以达到这样的目的。我以前的那几个研究生做的"软坚散结"那部分都是有效的，在医院治疗才体会出来的"育心保脉"。一级医院基础设施不完善，让患者做一些化验，都没法进行。可是我用这种办法指导治疗的患者很少没有效的。一般来说，患者疼的可以不疼了，憋气的也可以不憋气了，在我那里治疗的患者没有发现治疗效果不好转而求治于西医的，也没有发现一例突然死亡的。有些冠心病特别严重的，或者不适合做支架的，需要做搭桥手术的，有的患者同时做了支架和搭桥，还有症状；也有一些患者，医生建议做搭桥，因为害怕而没有做，转而选择中药治疗，症状都有减轻，做了搭桥的患者照样可以胜任一般的活动。这就让我想出了"育心保脉"这个方法。

2. "育心"二字有何深意？

学生：为什么您要用"育心"，而不用"养心"，不用"强心"？

阮士怡教授：我认为"育心"与"养心"的区别是在于，"养"只是"养着"的意思，"育"的意思还有自己生长的意思。从字面上理解，"养"和"育"多少有点区别。"强心"，我是不主张的，因为它是让心脏加强力量，它不治心脏细胞的疾病，不保护心脏细胞，没让它恢复，只有心肌细胞恢复后，心脏的收缩力才会正常了，否则它没有收缩力。我说这个能解决什么问题呢？我认为第一个解决"治未病"的问题，中医不是治未病吗？治未病本身就是预防；第二个就是"见肝之病，知肝传脾，当先实脾"；第三个就是要防止并发症发生，有些眩晕、迷迷糊糊的、走路走不好等，没注意血压的，这个可能是要中风，你要提前给他治疗。我上面讲到那些患者用"育心保脉"这个法效果很好，像这样的患者我给的药是：党参15g，淫羊藿10g，肉苁蓉12g，制鳖甲30g，海藻10g，茯苓10g，枸杞子15g，女贞子15g，虎杖10g，泽泻25g。目前这些药给的剂量比较小。由于这种病需要吃很长时间，时间短了不行。还要看患者本身能不能耐受药物。党参在这个方子里起到补气的作用；淫羊藿、肉苁蓉是益肾的；养肾的药如女贞子、枸杞子都属于保脉，可以起到降脂、抗凝、增加免疫力、抗老等的作用。虎杖具有养心保脉的作用。其次是绞股蓝、灯盏花、银杏叶，也有保脉的作用，徐长卿也可以。鳖甲、海藻是预防血管的硬化。人老了，血管也会发生生理性的硬化，而血管需要有弹性，这样才能推动血液运行。茯苓补脾，泽泻除了利水以外还能降血脂、降血压。另外还有一种药，白及，它本身能够促进内皮细胞增长。我不经常用，之所以不用，是因为白及具有凝血作用，其凝血机制还不明确，但要是止血的作用太大了，就影响血液的运行，因此如果用这味药的时候，还是少用，一般 6g 就行了。这个方子不是没有变化的，比如脾胃不和再加一些健脾药。之前说到过"育心"加瓜蒌、桂枝等，这种加减情况适用于心衰的患者。除了瓜蒌、桂枝之外还可以用荷叶、虎杖，这些药与强心药意思不一样。葶苈子、香加皮，具有强心的作用，但不好用。

关于强心和育心的区别，以心力衰竭举例的话，我觉得强心的药不如育心的药。强心在心衰基础上加大心肌收缩力量，就例如像骡子或马，它累得走不动了，你用鞭子打它两下，它就走两下，这样没有用。我在中医研究方面都注重这个，只有身体本身的循环好了，它不退化了，或推迟退化，这样才能延缓疾病的进程，真正意义上降低冠心病的患病率，使老年人真正达到健康长寿的目的。

3. "育心保脉法"的具体内涵和治法应用是什么？

学生：老师，请您讲讲"育心保脉法"的具体内涵和治法。

阮士怡教授：你们看，现在冠心病患者的发病年龄都年轻化了，过去没有那么小得冠心病的，最起码也是五六十岁，现在三十岁左右就有了。他们相对症状轻，也不典型，但还是有一定危险因素在里面的，这个不得不去重视。如果从 45 岁开始给患者吃药，保护血管，保护内皮，不让它生成斑块，也就减少血栓生成了。按照我的思想呢，也就是"育心保脉"。

这个"育"字在汉语中还是比较常用的，一般用来表示"教育""生育""养育"等义。《说文解字》里说："育，养子使作善也"，意思是说"育"就是"生育""养子"的意思。我自己理解的育心，就是养心，同时还兼具使心生发、生长的意思在里面。既滋养心之气血，又助心生长生发，来延缓心的衰老，延缓人整体的衰老状态。主要通过三个方面，即通心阳、化胸中痰滞、培心气，来达到"育心"目的。

第一个是通心阳，我们先说一下它的传统作用。心位居上焦，属阳脏而主阳气。《血证论》说："心为火脏，烛照万物"，就是说心的阳气相当旺盛，能温煦人体，也能推动血液的运行，营养全身，维持生命。所以古人非常重视对心的保护，并把心脏比喻为人体的太阳。《素问·五运行大论篇》里说"在天为热，在脏为心，其性为暑"，说明心之本气为热。古代的医家们都把心比喻成人身体之"日"，认为心以阳气为用，心阳旺盛了，才能鼓动血脉以温通全身、振奋精神。《内经》关于心的功用也有很多，主要思想还是认为心气热，强调注重心阳的温通作用。在临床上，顺五脏本脏之气可补五脏，所以一般用热药助阳来养心，效果还是很快的，但还是要注意剂量。

　　关于胸痹的病因，不同时代的医家都有不同的看法。张仲景就提出了"阳微阴弦"的说法。《金匮要略心典》是怎么解释的呢？它说"胸中阳也，而反痹，则阳不用矣。阳不用，则气之上下不相顺接，前后不能贯通，而喘息、咳唾、胸背痛、短气等证见矣……阳气失位，阴反得而主之。亦所谓阴凝于阳，书所谓牝鸡司晨也。是当以通胸中之阳为主"，明确提出了胸痹病是以通心阳为要，而不是一味地温补心阳。如今在西医手术的介入、西药的干预下，胸痹病的病因发生了变化，也不能完全按照老祖宗那一套，我认为还是综合看待这个问题。

　　接下来是化胸中痰滞，刚才说了阳气痹阻是胸痹的重要原因，如果阳气痹阻在胸中，它温通血脉的作用就弱了，血脉凝涩不通，不能温养心脏，那么心脉失养，就出现心前区疼痛等胸痹的症状了。同时，中医认为痰生百病，是阻碍血流的因素，《医门法律》说："胸痹心痛，然总因阳虚故阴得乘之。"胸阳不振，不能温通血脉，而使痰浊内结于胸中血脉，痰湿瘀浊窃踞胸中阳位，壅痹心阳，进而出现气短、胸中满闷不舒等症状。我接触中医几十年，发现有很多补肾健脾的药对血液有很好的作用，补肾阴、补肾阳的药，健脾的药，对于血液的生成有帮助。所以在治疗上除了考虑通阳外，我还会适当增加益肾健脾药以豁痰化浊，去胸中痰滞，使胸中阳气得以舒展。

　　最后是培心气。首先说一下书上的传统生理作用，心为五脏六腑之大主，主阳气、主血脉。血液在脉中循环不息，不瘀不滞，靠的是心气的推动。但随着人体的衰老，心气逐渐不足，则会鼓动无力，导致血液运行缓慢，瘀血、痰浊停滞脉中，附着于脉道，产生血脉瘀滞，也可以认为是斑块，形成血栓则出现不通则痛。心气足则血管有弹性，弹性好的话就可以很好地推动血液运行，这样就可以少得病或不得病，而且可以延年益寿。所以心气的充足是很重要的，《黄帝内经》说："正气存内，邪不可干"，心气充足，则瘀血、痰浊无处停留，就不会发展为冠心病。如果可以通过补益心气，使其恢复运行的功能，达到血脉流畅的目的，就可以使痰浊、瘀血等病理产物无处停留，则会大大减少冠心病发生发展的机会。

下一个是"保"字。这个字平时也是常用的，一般有"保护""维护""担保""保证"的意思，再引申就有了"保养"的意思。《尚书·康诰》里有"保赤子"，意思是"保养好出生的婴儿"。后来从"保养"又引申出"抚养""保姆"这些意思。按我的想法来说，这个"保"，就是保护、抚育的意思，就是保护脉道又激发血管新生的意思，主要包括调气舒脉、清热和脉、化浊保脉三个方面。

首先是调气舒脉。过去中医对于气滞致病的研究有很多，《内经》中就有"气为血之帅，血为气之母，气行则血行，气滞则血瘀"的说法。古代的医家们认为气和血之间的联系是非常密切的，气能推动血液在脉道内运行不休，一旦气机发生了阻滞，血液就不能正常地运行，停滞脉中，瘀阻心脉，形成了西医所说的斑块、栓子，则出现心前区疼痛、胸闷、气短等症状。气滞，一个方面是影响血液的运行，气机不畅，气郁而血行不畅，形成瘀血，就可能出现背部的胀痛、窜痛、胸胀痛、弦脉等；另一个方面则是会影响津液的代谢。气机阻滞，升降失常，气不行水，津液的输布、排泄受到了影响，津液内停，化生痰饮，脾失健运，清阳不升，心神失养，出现胃口不舒服、恶心呕吐、没有食欲、嗜睡、乏力等症状。按我的经验，在冠心病发病之前，很多患者本身就存在气机郁滞导致冠状动脉痉挛的症状，尤其多发生在围绝经期妇女的身上。心脉拘挛日久对心脉本身的功能和形态也是有一定的损伤，有可能造成痰浊瘀血等停留在脉道，出现心脉痹阻的现象，出现背部胀痛、窜痛、胸胀痛、胁痛、善太息、弦脉等气滞表现。所以说，理气舒脉是冠心病未病期的重要治法。

"清热和脉"这个呢，我之前看了书，各个朝代不同医家有不同的见解。《素问·厥论篇》里第一次把热与胸痹心痛联系起来："心主下少阴厥逆，心痛引喉，身热，死不可治"，这里认为身热也是心痛的一种症状。《诸病源候论》里说："其痛悬急懊者，是邪迫于阳气，不得宣畅，雍瘀生热，故心如悬而急烦懊痛也"，这里说阳气郁久是热致心痛的病机。《傅青主男科重编考释》也提到心痛分寒热："心痛之证有二，一则寒邪侵心而痛，一则火气焚心而痛。"古时候就已经认识到胸痹可能与热相关，同时还提出了热毒损脉这种病机。《医林改错》里提到"血受热则煎熬成块"，就明确指出热邪可以煎熬血液致瘀。所以，冠心病的病机是复杂的，不仅存在阳虚、寒凝、血瘀，还包括火热煎熬致瘀。我接触中医这几十年来，发现冠心病最开始是脉道受损，进而出现痰、瘀等停于脉道，痹阻了心脉而出现心痛。有很多人做研究，说动脉粥样硬化的形成和进展都伴随着炎症反应的发生。现代药理研究发现，清热解毒的中药有抗炎的作用，所以清热药可以延缓冠脉病变。以我的经验来说，因为接触老年人比较多，老年人患冠心病的主要原因是年老体虚，阴气渐衰，阴血亏虚，心脉失养。阴血不足易受热毒煎熬，血液浓稠黏滞，瘀血渐生，瘀久化热，损伤心脉。另外，我注意到 70 岁以上的老年患者几乎都有慢性胃炎，胃口不好，是脾胃功能不足，脾运化出现问题易导致痰浊内生，痰浊凝滞易阻碍气机，郁而化热，热损心络而发病。所以在治疗老年冠心病的时候，除了要注意辨证论治，也可以考虑加入清热解毒的药来缓解炎症对脉道的损害。

最后讲一讲关于"化浊保脉"。其中的"血浊"第一次出现是在《灵枢·逆顺肥瘦》里："刺壮士真骨，坚肉缓节，监监然，此人重则气涩血浊"，张志聪注解说："其人重浊，则气涩血浊"，这里的"血浊"是指血液浑浊的状态。这几十年来随着医学的发展，尤其是中医学的发展，"血虚"和"血瘀"这两种病机已经不能完全涵盖心脑血管疾病了，所以"血浊"理论就又被提出来。目前其他医家较普遍认同，血浊是血液受到各种因素影响而导致的"血失清纯"或"血的运行异常"。大家都知道，血的正常生成过程包括脾胃化生营阴、肺中吸入清气、心寓神于血这几个环节。其中一个环节出现问题，就会导致血液失于清纯、血行异常。随着人体的衰老，肾的排浊功能进一步下降，浊的排泄受阻后易出现血浊的病理状态。"浊邪"重而黏滞，血浊日久不得清化，就会影响到津液的正常循行，久聚而成痰。而痰饮停聚不行又会反过来加重血浊的病理状态。血中的秽浊多了，慢慢就会变得"稠""黏"，进一步发展成阻塞脉道的斑块、栓子，形成"瘀滞内结"。所以，在治疗冠心病或者是冠心病"治未病"的时候，也要注意清化血浊。

第三卷

通古淹今，国医大师谈方

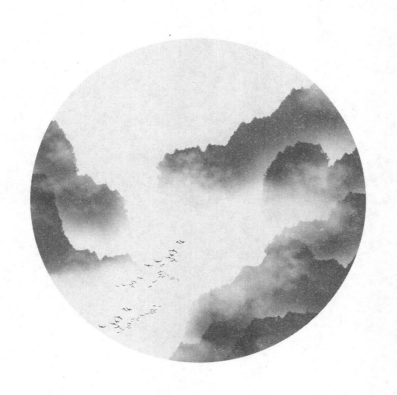

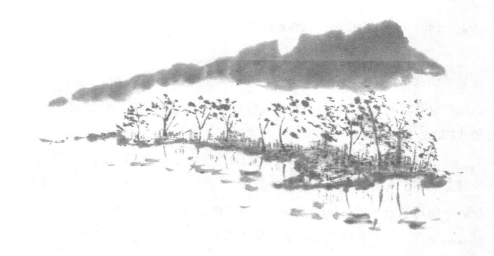

一、尊古不泥，立于创新——阮士怡教授谈新生脉散片

1. 新生脉散片的创立是基于什么背景？

我以前在临床上经常碰到慢性充血性心力衰竭的患者，它的临床表现多有喘息困难、心慌、下肢水肿等，咱们的《内经·痹论》中就说了，"心病者，肿不消，烦则心下鼓，暴上气而喘"，但是就咱们中医而言没有相似的疾病名称。我在临床上遇见这样的患者多了以后，我就慢慢琢磨对于这样的患者到底该如何准确辨证，该用什么药才能起效。其实咱们中医的文献对于这个病的记载还是很多的，关于发病机理，有的认为是脾肾亏虚，有的认为是心气内虚，还有的认为是水饮内停。我认为古人的见解不全对，但我们可以借鉴。我觉得这慢性充血性心力衰竭主要还是以脏腑虚损为根本，主要是肺脾肝肾的虚损，使得血脉瘀阻，但是还有一个很重要的，就是在这个过程中必然有痰浊的阻络。你看《景岳全书》中就写到"津凝血败，皆化为痰"，那么对于这样的患者，我经常用"软坚涤痰强心"的原则来组方用药，渐渐我就总结出了常用的一些药物组合，又经过反复琢磨，才出来了你们现在看到的"新生脉散片"这个方子。

2. 新生脉散片的创立经历了怎样的过程？

运用新生脉散片来治疗充血性心力衰竭，我当时是做了临床研究的。那个时候入组了 134 例患者，有风湿性心脏病的，有冠心病的，还有肺心病的。入组的时候我们对他们的心功能等级进行了评级，然后将他们随机分为治疗组和对照组，治疗组给的就是咱们这个新生脉散片，而对照组当时给的是强心药地高辛，连续观察了 1 个月。最后的研究结果表明，在患者临床症状和体征的改善方面、血液流变学方面，新生脉散片的治疗效果是优于地高辛的，并且也更加安全。

除了临床研究以外，我还对其进行了实验研究，做过家兔和小鼠实验。做家兔实验是将它们麻醉后从耳缘静脉给药，然后对家兔的心率、左心室收缩压、平均脉压、心肌耗氧量等进行观察。新生脉散片能够减慢心律，在一定程度上改善心脏的前、后负荷，对心脏的收缩和舒张功能有一定的增强作用；另外，对降低心肌耗氧量、保护心肌也有积极的治疗作用。而在小鼠身上是研究新生脉散片的毒性作用。以生药 124.8g/kg 的剂量灌胃，并没有小鼠死亡，这个剂量相当于人体剂量的 50 倍了，而当灌胃剂量翻倍时，10 只小鼠死了 2 只。新生脉散片是从临床经验而来，那我就得总结研究。不管是咱们的工作还是学习，过一段时间就得思考总结。然后我又去做实验，最后才把它用到临床。

3. 新生脉散片由哪些药物组成，及临床治疗什么疾病？

新生脉散片这个药啊，我琢磨了很久。临床的情况是一直在变化的，那么咱们中医也应该与时俱进的。我这方子啊，是以生脉散为基础，又根据咱们现在的临床具体情况进行了加减。现在我这药里边主要成分有党参、麦冬、丹参，可以用它们益气养血，滋阴生精；加上北五加皮，有驱邪胜湿强心的功效；再加上夏枯草、海藻、昆布、鳖甲来软坚散结涤痰；另外添点杏仁、紫菀，增强涤痰的效果也未尝不可；还有茯苓、泽泻来利水消肿、宁心安神。我以上遣方用药的原则，是以软坚涤痰强心来治疗慢性充血性心力衰竭，但是我觉得虽然总结出了这个方子，但也不能固守着它，还是得时刻琢磨，得研究。打个比方，像北五加皮这味药，它的副作用太大，患者反映服完 6g 的量之后心里堵闷，再者这味药本身是强心的，并不是养心药物。

4. 如何解读"尊古而不泥古"，及其与新生脉散片的关系？

我经常说咱们要"尊古而不泥古"，具体什么意思呢？我前面已经跟大家提到过了。简单来说啊，就是遵从着古人留下来的智慧，但是不被古人留下来的东西所限制了。咱们古人的很多智慧都是好东西，放到咱们现在还是适用的，可是毕竟时代不同啦。尊古可以，可是千万别拘泥于此。我这新生脉散片就是在生脉散的基础上创制而来的，生脉散是咱们古人的智慧，可是就这么原原本本搬过来是不行的，咱们现在的患者临床情况在变的。咱们中医治病可不简单，有时候辨证也对，用药也对，但是药不行，疗效有时会打折扣。所以，多少年的经验传承下来也会出现问题。有的时候就算传下来也没用，患者的情况在改变。

我给大家多举几个例子吧，这样大家也都听得明白。比如像金元四大家，他们四个人的意见就不一致：朱丹溪是养阴派，李东垣是补土派，刘完素是寒凉派，张从正是攻下派。原来我注重养阴为主，虽然阴阳是对立统一的，但我认为"阴"更为重要，可是后来发现这个说法也不对。流动的东西比如津液、精血，都是属阴的，那阴气是怎么来的？气是从这些流动的东西中产生出来的，元气、宗气、中气都是这样的。咱们中医有很多理论都有统一的认识，但对于气的认识，统一不了。这个气是什么呢？我认为就是一个功能，是人的阴血或者肾精产生的气。我的理论思想也是在不断更新完善的。又比如说张从正的"汗吐下"三法，最早见于《伤寒论》，《伤寒论》中分别有这样的描述："患者脏无他病，时发热自汗而不愈者，此卫气不和也，先其时发汗则愈，宜桂枝汤"，这个讲的是汗法；"病如桂枝证，头不痛，项不强，寸脉微浮，胸中痞鞕，气上冲咽喉不得息者，此为胸有寒也，当吐之，宜瓜蒂散"，这个是吐法；"阳明证，其人喜忘者，必有蓄血。所以然者，本有久瘀血，故会喜忘，屎虽硬，大便反易，其色必黑者，宜抵当汤下之"，这个是下法。后来发展为"汗吐下和温清消补"八法。所以，最老的不一定是最好的、全面的。

我觉得比较有用的有两个方子：一个是六味地黄丸，一个是安宫牛黄丸。安宫牛黄丸现在市面上很少是天然的，绝大部分是人造的牛黄、麝香。在20世纪70、80年代，我还常用安宫牛黄丸，现在不用了，因为人工的和天然的疗效是有差异的，虽然是好东西，但是咱们因为各种原因没能好好继承。不仅如此，就说这摸脉也跟过去有很大不同了。我认为，现在再恢复老的舌脉，也很难了。拿脉来说，28部脉，你能摸出几种呢，浮沉迟数快慢结代，这个三五不调、心律不齐，革脉，你能摸出来吗？好多时候问诊是很重要的，要问清楚。现在患者经常带着一大堆检查报告来看病，你不参考化验不合适，但是参考了会影响中医辨证，中医很难做到真正按照教科书辨证。

所以说科学的东西啊，应该有创新，你必须在原有的基础上创新。咱们中医有时候就是尊古，光尊古不行啊，医学是一门科学，科学必须要有创新，创新是科学技术前进的一个车轮，没有创新的话，社会就不会进步了。任何事都是这样，社会在进步，科学也得进步，医学在一定方面技术上是落后的，化学工业不发展，制药工业也发展不了，制药工业是在化学工业发展的基础上发展起来的。再比如电子工业不发展的话，检查手段也发展不了。所以我说咱们要"尊古而不泥古"，要重视创新。

二、养心通脉，治病求本——阮士怡教授谈通脉养心方

1. 通脉养心方的改进是基于当时怎样的背景？

我做科研还是比较多的。大家应该都知道冠状动脉粥样硬化性心脏病，临床很常见，是个多发病，对人的健康威胁很大，但是临床上基本没有疗效好、副作用少的理想药物，那么咱们就应该来好好研究研究了。我就简单来说说吧。我是从 1973 年着手"通脉养心方"治疗冠心病的研究，当时在门诊和住院部对纳入研究的患者都用这个汤药。这个方子最早是丸剂，原来是董晓初主任的"651 丸"，我是在董晓初主任研究的基础上，经过自己总结临床经验来加以改进的。我接手过来以后，考虑到临床患者的情况就改用了汤药。因为如果用丸药的话，他的药味就不能变了，药量也小，药力也就弱了。所以我改用汤药，药味上也有些变化，主要用了这么几味药：桂枝、党参、麦冬、五味子、生地黄、阿胶、醋龟甲、甘草、鸡血藤、制何首乌、大枣等。

2. 通脉养心方如何进行冠心病的治疗？

咱们经常说"治病求本"，那什么是"本"呢？这肾是先天之本，也是咱们生命的根本，而脾是后天之本。咱们吃五谷杂粮，来化生营血，虽然心主血脉，但是它必须受到肾和脾两脏的共同生化血液，这样才能在脉中循环不息，才能濡养咱们的五脏六腑，四肢百骸。咱们的《内经》不就说了嘛："指受血而能摄，掌受血而能握，足受血而能步"，所以保持心血充足，换句话说就是保持心脏的泵血功能，并且血管要通畅，才能保证身体机能正常，而防病、抗病。咱们临床常见的冠心病，它发病率高，死亡率也高，对于它的治疗不容忽视。按照咱们中医的思想，气为血之帅，气行则血行，气滞则血凝，气是人体生命活动的动力，两者相互依存；而肝藏血，脾统血。所以这冠心病的发病与心、肾、肝、脾有密切的联系。我认为中医对于冠心病的

治疗就得益气养阴，益气是为了调整人体的气机，促进血液运行，而养阴是为了使津液得复。所以我在这种理论基础上，又结合我自身的临床经验，对董晓初主任的"651丸"进行改进，也就成了现在大家看到的"通脉养心方"。

3. 通脉养心方进行了哪些临床及实验研究？

我们那时候科研相对来说也比较简单，没有现在这么好的研究条件。那个时候的临床研究是按照要求筛选了268例冠心病患者，治疗前他们都有典型的心绞痛症状，将他们的心绞痛程度进行了分级，对他们的舌脉进行观察，根据患者的临床症状进行辨证，大部分患者都是属于气阴两虚型。然后我们给他们用通脉养心方这个汤药，来观察他们的临床疗效。那个时候的治疗标准就是患者自己描述症状，吃药以后疼的程度是不是减轻了，疼的次数是不是少了，疼的性质有没有发生改变。那个时候疼的时候就吃硝酸甘油，没有别的药。硝酸甘油吃进去以后能临时缓解冠脉痉挛，扩张血管，它就可以止痛。那么吃了中药以后吃硝酸甘油的量是不是减了呢？比如过去一天吃两片硝酸甘油，现在是一片或者隔一天吃一片，这都说明是有疗效的。最后我们的研究表明，通脉养心方对冠心病心绞痛症状具有缓解作用，特别是对于气阴两虚型的冠心病患者。另外，我还分别在常压与减压的条件下，对健康小白鼠进行了缺氧耐受能力方面的实验。研究结果表明，通脉养心方不管是在常压还是减压的情况下，都有提高小白鼠耐受缺氧的能力，能够延长小白鼠生存的时间，提高它的存活率。换句话说，通脉养心方可降低机体对氧的需求。还有，就是在小白鼠身上研究通脉养心方对睡眠时间的影响，实验结果表明其有助于小鼠的睡眠，与对照组相比，其睡眠时间明显延长。我觉得对于通脉养心方的实验与临床研究，咱们还可以更加深入一步，还是有很多值得咱们进一步去研究探讨的内容。

4. 如何理解"治病必求于本"与冠心病的关系？

我一直在思考冠心病的治疗，后来我就想到治疗冠心病的根本。冠心病发生的原因是动脉粥样硬化，而动脉粥样硬化和动脉粥样硬化性心脏病是两码事。因为动脉粥样硬化，不一定都在心脏上，别处也有，而且这个粥样硬化最容易发生在中等的血管，有的时候发生在心脏，有的时候在脑部，有的时候发生在下肢。开始多半是在这三个地方发生的。据早前的统计，动脉粥样硬化的变化在心脏最多，脑部第二，下肢

第三。现在脑部第一了，心脏第二，下肢还是第三。随着人的寿命的延长、生活习惯的改变，疾病的发生也早、也多了。咱们经常讲"治病求本"，肾是先天之本，是生命的源泉，而脾是后天之本，是化生气血的源泉，若想身体健康，那么就必须先天之气充实，加上后天脾胃健运。所以，防治冠心病必须要调整脾肾的阴阳气血，采用益气养阴之法。

三、益肾健脾，软坚散结——阮士怡教授谈补肾抗衰片

1. 中医角度如何认识动脉粥样硬化？

中医文献记载中并无"动脉粥样硬化"这个名称，但是对动脉粥样硬化所引起的疾病都有一定的论述，可以归属为中医学"胸痹""心痛""眩晕""厥证"等范畴。我认为这个病的发生发展与正气亏虚、饮食不节、情志不遂、劳倦等多种因素都是有关的。基本的病理变化为本虚标实，脏腑阴阳气血亏虚为本，尤其以脾肾虚衰为主，痰凝、水饮、瘀血等病理因素为标。具体来讲，首先肾为先天之本，"主水，受五脏六腑之精而藏之"，肾精肾气的盛衰不仅关系到人体生长发育的正常与否，更关系到五脏六腑的滋养或虚衰；脾为后天之本，支撑人体生命能量的主要来源是脾胃受纳运化的水谷精微之气，脾胃为全身气血生化之源，周身气血旺盛有赖于脾胃功能的正常发挥。若脾肾功能失调，脾失运化，肾精不足，则精不化气，气不生精，脏腑失荣，功能紊乱，进而产生瘀血、痰浊等致病因素，痹阻脉道，日久形成动脉粥样硬化。

2. 西医角度如何认识动脉粥样硬化？

动脉粥样硬化是心脑血管疾病共同的病理学基础，也是导致患者死亡的重要原因。现在西医对动脉粥样硬化发生发展的认识主要有以下几种说法：脂质浸润、血小板活化、血栓形成、内膜损伤、炎症反应、氧化应激、平滑肌细胞激活等等。我的意见是，动脉粥样硬化，主要原因是动脉内膜受到损害。一开始的时候，内皮细胞损伤脱落，血液里的脂质沉积在血管内膜上，然后单核细胞浸润到内皮里边吞噬脂质，变成了泡沫细胞；同时，平滑肌细胞增生、迁移，让血管变厚、变硬。中医讲"治病必

求于本"，西医也应该从根本上寻求引起疾病发生的原因。动脉粥样硬化的发生，我认为主要是内皮细胞损伤造成的。因此，防止内膜损伤的危险因素发生，延缓内膜损伤，保护其功能的正常发挥是治疗动脉粥样硬化的一个靶点。

3. 补肾抗衰片如何治疗动脉粥样硬化？

补肾抗衰片由何首乌、桑寄生、龟板、淫羊藿、茯苓、石菖蒲、砂仁、夏枯草、海藻、丹参等组成。其中桑寄生、何首乌、淫羊藿补肾助阳；茯苓、白术、党参、石菖蒲可以健脾化湿，滋先天养后天，杜绝生痰之源；夏枯草、海藻、炙鳖甲等软坚散结。这些药一起用的话，既可以健脾益肾以治本，又可以针对痰瘀等病理产物进行清除、涤荡，标本同治，攻补兼施。

我喜欢看中药的现代药理研究，补肾抗衰片中的很多药物都有抗动脉粥样硬化的作用。比如，何首乌具有抗动脉硬化、消除动脉粥样硬化斑块的作用；桑寄生能增加冠状动脉血流，改善心肌缺血，提高机体免疫功能及调节核酸代谢，增强抗氧化能力；健脾药可调整神经－内分泌－免疫网络，促进胃肠消化吸收功能，改善微量元素的能量物质代谢，也可通过调节脂质代谢而减轻血管压力，还能改善脂质过氧化损伤以减轻内膜损伤、脂质沉积及血管平滑肌细胞的增殖，从而达到阻止动脉粥样硬化形成之效；半夏、夏枯草可以涤痰散结，现在的研究认为和降脂、扩冠、清除血管内斑块的作用相关；鳖甲、海藻味咸，功能软坚散结，能降低血清胆固醇，减轻动脉粥样硬化，还可以抗凝血、抗血栓、降低血液黏稠度，改善微循环。

4. 补肾抗衰片的实验研究有哪些？

补肾抗衰片研制出来以后，我们进行了一系列的临床研究和实验研究，都证明其具有很好的抗动脉粥样硬化的作用。

首先讲讲临床研究。1990～1996年，我们在医院老年病门诊和病房收集了422例动脉硬化的患者，其中确诊为冠心病的有313例，脑动脉硬化的有109例。参考1983年制定的"中医虚证辨证参考标准"及1979年修订的"冠心病心绞痛中医辨证试行标准"，我们对422例老年心脑动脉硬化患者的脏腑虚实进行了分析。结果发现，肾虚者所占比例最大，约80.09%，其次为脾虚（60.90%），心虚（51.66%），肺虚为最少（5.21%），这说明老年心脑动脉硬化患者的辨证多为"本虚标实"，其中脾肾亏虚为本。接着我们用补肾抗衰片对符合"肾虚为主要症状"的 302 例患者进行治疗，治疗期间禁用同类治疗方剂，疗程为 3 个月。结果显示，补肾抗衰片对于改善肾虚型动脉粥样硬化患者的临床症状有良好的疗效，而且可以改善血液流变性，降低不同切变率下的全血黏度，降低血浆黏度，缩短红细胞电泳时间，减低红细胞比容，抑制血小板聚集，降低纤维蛋白原，从不同角度有效地改善高黏血症患者的黏、浓、凝、聚状态；还可以降低患者的血压、血糖等等。

临床上发现补肾抗衰片有如此多的作用后，紧接着，我们进行了一系列的动物实验研究和细胞实验研究。当然，后期团队一直从不同的角度在对补肾抗衰片进行实验研究，取得了重大的进展。

实验研究方面，最早的包括补肾抗衰片对家兔实验性动脉粥样硬化脂质代谢的影响、病理形态学的影响、免疫功能和肝功能的影响，血栓素、前列环素的影响等等。这些实验都是在家兔身上进行的，做得也非常辛苦，实验研究的结果取得了可喜的成绩。研究结果表明，补肾抗衰片对于喂养胆固醇导致高脂血症模型的家兔的血清总胆固醇、甘油三酯、低密度脂蛋白、载脂蛋白 B 无降低作用，但是可以提高高密度蛋固醇、血清载脂蛋白 A1 的含量；可以减少动脉粥样硬化大鼠主动脉病变面积；在脂质沉积、平滑肌细胞迁移方面的严重程度较对照组均较轻；另外还可以明显提高 OKT3 单克隆抗体、OKT8、降低 T4/T8，从而改善细胞免疫功能；明显降低血清谷丙转氨酶、谷草转氨酶含量，改善肝功能；还可以明显降低实验性动脉粥样硬化家兔 TXB2 含量，具有抗血小板聚集的作用。

后期学生们进行了更进一步的研究。比如从炎症角度、内质网应激、氧化应激角度、自噬角度、外膜角度等等。炎症方面，张军平教授带领的团队进行了研究，结果表明补肾抗衰片可以抑制实验性动脉粥样硬化家兔的 NF-κB 及炎症因子比如说 IL-1、MCP-1、TNF-α 的表达。内质网应激方面，比如张光银博士做的从内质网应激探讨动脉粥样硬化的发病机制，以及补肾抗衰片干预的实验研究，结果表明补肾抗衰片可通过抗脂质氧化发挥抑制 AS 作用。氧化应激角度的研究，比如郭晓辰博士进行的补肾抗衰片调控内质网应激干预血管内皮细胞凋亡的实验，研究表明补肾抗衰片的单体二苯乙烯苷具有抗氧化低密度脂蛋白诱导内皮细胞损伤的作用，能够增强损伤内皮细胞活力，减少乳酸脱氢酶的释放。自噬方面，刘斯文进行的补肾抗衰片调控 IRE1-XBP1 自噬途径干预血管内皮细胞凋亡的实验研究，研究表明补肾抗衰片的单体 TSG 能够抑制同型半胱氨酸诱导的 ERS 相关蛋白 GRP78、p-IRE1α、XBP1s 表达，促进自噬相关蛋白 Beclin1、LC3β-II/I 表达，表明 TSG 可能是通过 ERS 的 IRE1-XBP1 途径影响内皮细胞自噬水平，进而调控抑制同型半胱氨酸诱导的内皮细胞凋亡。外膜方面，仲爱芹进行了从外膜损伤角度探讨补肾抗衰片干预颈动脉粥样硬化形成和发展的实验研究，研究表明，补肾抗衰片具有抗外膜损伤致粥样硬化模型兔粥样硬化形成和发展的效应。

四、血脉同调，标本兼治——阮士怡教授谈降脂软脉系列方（Ⅰ~Ⅳ）

1. 现代医学如何认识血脂异常与动脉粥样硬化的关系？

我认为血脂异常确实会影响动脉粥样硬化的形成。其实，从 20 世纪初，人们就开始研究血脂和动脉粥样硬化的关系了。有进行流行病学调查的，也有进行临床研究的，很早就证实了血脂水平过高可以导致动脉粥样硬化，而动脉粥样硬化也是心血管病、脑血管病的主要因素。你看现在脑梗死、心肌梗死的发病率、死亡率都很高，其发病关键就在于此，而动脉粥样硬化的发生不就在于人体的脂代谢紊乱嘛。总的来说，血脂水平的长期升高对人体动脉的危害是肯定的，同时也是导致心脑血管疾病的一个重要原因。正如降脂软脉这个方名，顾名思义就是突出了降血脂、畅脉道的重要性。不过还得注意一个问题，现在的电视节目、广播，以及一些宣传健康的书籍越来越普遍，人们对于疾病和健康的认识较以前有了很大提高，但他们不是专业的医生，往往一知半解，对疾病的认识很片面，认为好的就是绝对得好，好的东西我就得多吃；对人体不好的那些东西呢，就一概不沾，甚至还要把它全部消灭掉，做法比较极端。尤其是老年人，他们特别害怕自己患动脉粥样硬化，一些年轻人也怕，只知道体型胖了血脂就容易高，对健康不好，天天喊着减肥，认为脂肪、糖类来源少了，血脂一般就不会高了。总之，谈脂色变，人们都得了"恐脂病"。我们不可否认，高血脂确实是引起动脉粥样硬化的主要原因，但是也不能把脂肪作为万恶之源，脂肪作为人体重要营养物质，七大营养要素之一，对人体也是有很大的好处的。比如，它可以供给身体热能，提供给人体必需的脂肪酸，同时也是脂溶性维生素 A、D、E、K

的溶剂以及它们吸收的必要条件。如果人体缺少脂肪，就出现一系列问题。人体必需的热量，以及必须从食物获得的脂肪酸等营养物质不足，身体抵抗力下降，伤口愈合缓慢，小孩发育迟缓。所以事分两面，过犹不及，什么都得掌握一个度，没有绝对的好坏。所以，从治疗上看，降脂软脉是防治动脉粥样硬化的一个重要方面。但不是一味地降脂软脉，只有需要的患者才辨证用药。

2. 同是高脂，心脑血管病为何亲老人、远儿童？

有人做过这方面的研究了，他们得出的结论是动脉粥样硬化斑块多发生在血流冲击较大的血管分叉处或转折处。病理学家也观察到，当动脉内皮表面的内皮细胞出现功能或者是形态的变化时，慢性反复的内皮损伤，使血管通透性增加，然后血管中流通的一些脂质成分就会沉积到有损伤的内皮上，使内皮表面产生黄色小斑点，中间有长短不一的条纹，这就是动脉粥样硬化的早期病变，叫做"脂纹"。这是可逆性的变化，所以并非所有的"脂纹"都会发展成纤维斑块，使动脉发生狭窄。另外，脂质代谢也是一个复杂的过程，其调节受其他脏器功能的影响，涉及肝、胆、胰、小肠等多个脏器，任何一个脏器出现问题，都可以影响血脂。动脉粥样硬化是一种退行性的病理改变，随着增龄，血管内皮逐渐损伤。老年人高血脂容易发生心脑血管病，就是因为老年人脏器功能减退引起的脂肪代谢异常，并且脂质更加容易沉积在已经损伤的内皮上，进而形成斑块，导致动脉狭窄。小孩子呢，中医讲他们脏气清灵，生机蓬勃，脏器机能相对健旺，新陈代谢正常，血管内皮也相对光滑，即便血脂水平升高，也不容易形成脂质的沉积、粘附，形成斑块、狭窄，所以儿童不容易得心脑血管病。但是血脂异常确实会影响动脉粥样硬化的发生、发展，不能觉得儿童不容易得心脑血管病就任其发展，也得注意调节饮食、锻炼身体，才能夯实健康长寿的基础。

3. 如何看待当前各种降脂手段？

我认为啊，患有高脂血症的患者应该先从调整饮食着手，并且养成良好的生活方式。比如，减少脂肪尤其是胆固醇和饱和脂肪酸的摄入，多吃蔬菜，少吃主食，少吃糖，减少摄入的总热量，还得戒烟、戒酒，适当地参加体育锻炼。不能三天打鱼两天晒网啊，至少要坚持三个月到六个月。复查一下血脂，看看能不能达到正常水平，如果能，就这样继续坚持下去。生活方式的干预才是最好的治疗方法。如果血脂降不下来的话，再考虑药物治疗。

提到降脂药物，你看西方国家研制了不少降脂药，有洛伐他汀、辛伐他汀、阿托伐他汀、普伐他汀、苯氧芳酸类的烟酸肌醇、阿昔莫司等等。服用的人有很多，你们在临床也能经常见到。但是这几十年来啊，西方国家这个病的发病率并没有减少，还上升到了第一位。所以，尽管现在出现的降脂药给血脂异常的患者带来福音，但是从目前来看，心脑血管疾病的发生率仍逐年上升，他们的降脂方法治疗动脉粥样硬化并没有取得显著的疗效，而且长期使用降脂药会给患者肝脏带来损伤，也可能出现肌无力、肌痛、乏力等不良反应。

我认为中药治疗还是有很大优势的。你看，脂质的沉积是动脉粥样硬化斑块形成的重要原因，而内皮的损伤是促使脂质沉积的内在因素。中医讲求整体观念、辨证论治，不单单从降低和调理血脂入手，还有顾护正气、畅通脉道以保护动脉内皮细胞等等。近十几年来吧，有关中药治疗的研究报道，疗效都比较显著，毒副反应相对少很多，一定程度上降低了心脑血管的发病率，但也应该在医生的指导下辨证治疗。

4. 降脂软脉方何以防治冠心病？

早在两千多年前，我国医学专著《黄帝内经》就提出了"正气存内，邪不可干"，所以，中医理论认为"治病必求于本"，我非常认可这句话。所以治疗动脉粥样硬化，还有血脂异常的话，我得找到本啊。后来我就发现，它的根本原因就在于脾肾虚衰、痰瘀互阻，造成血管内皮的损伤。肾为先天之本，是生命之源，脾为后天之本，化生气血，机体的健康依赖于先后天的充养，脾肾功能的正常发挥，有助于保护动脉内皮的抵抗力，使动脉推迟退行性变化，同时调整与脂代谢相关的脏器，使其能行使正常的功能。若脾肾亏虚，则精不能化气，气不能化精，化源不足，致脏腑功能紊乱而生痰浊、血瘀等致病因素。"百病多由痰作祟"，我在临证中也发现，随着人类年龄的增长，脏腑功能虚衰，导致津液不能正常输布而聚为痰饮，痰浊瘀阻血脉，致气血不畅而生百病。痰随气升降，无处不到，"入于心则迷窍而成厥；入于肺则塞窍而喘急背冷，入于肝则胁痛干呕；入于经络则周身麻痹疼痛；入于筋骨则头项胸背手足隐痛"。痰浊瘀阻心脉，阻滞血流，不通则痛，发为胸痹心痛病。而现代医学又认为脂质的沉积是动脉粥样硬化斑块形成的重要原因，内皮的损伤是促使脂质沉积的内在因素。中医辨证，西医辨病，中西互参，我提出了"益肾健脾、涤痰散结法"治疗冠心病的基本法则，以期改善和减慢或消退这一退化现象。其中，"益肾健脾"是从扶正的观点预防血液中痰、瘀、饮等邪气的形成及其在血管内皮的蓄积，以推迟动脉粥样硬化，增强内皮抵御外邪侵袭的能力，减少内皮损伤；"涤痰散结"从祛邪入手，消除导致动脉损伤的病理因素，使已经有退行性病变的动脉有所恢复，所以"益肾健脾、涤痰散结法"的治病主旨在于防与治相结合。临证察机，方证对应，血脉同调，标本兼治，做到这几点的降脂软脉系列方自然可以防治冠心病。

5. 一法四方，临床运用有何区别？

我研制的降脂软脉灵 I ~ IV 号方，可以用于不同证型的冠心病，都有较为明确的适应证，临床疗效也比较显著。在这个基础上，我会根据患者的具体情况，随症加减，所以说方子的组成也不是绝对不变的，中医看病，思维一定要灵活。降脂软脉灵 I 号，就是治疗慢性冠心病、心绞痛、高血脂、微循环障碍、血黏度增高等，比较适用于气阴两虚的患者。临床表现为心前区隐痛、心慌、气短、乏力、腹胀、便溏，舌质淡、脉象濡细或结代的都可以试试。降脂软脉灵 II 号用于冠心病合并高血压病的患者，主要针对的是脾肾阳虚，痰瘀阻络引起的心前区疼痛；另外，患者可能还有头痛头晕、健忘失眠、腰腿酸疼、周身乏力等，这个方子有益肾健脾、涤痰散结的效果。降脂软脉灵 III 号方中，我增加了一些经现代药理研究证实有稳心复脉作用的药物，所以主要用于治疗冠心病伴有心律不齐或各种原因造成心律不齐的患者。IV 号方则是冠心病心绞痛病情比较重的患者，针对比较严重的气滞血瘀，痰瘀互结所引起的心前区刺痛，还有胸闷、心慌、气短，唇舌青紫等，方中加入了活血理气、宽胸散结的丹参、降香、沉香等药，以增强通脉止痛之力。总之，大家要注意寻找疾病的本原，一定要"治病求本"，抓住"益肾健脾、涤痰散结法"的立论依据，指导自己临床用药，再根据患者其他兼症，一定要灵活地进行加减，这样才会取得好的临床疗效。

6. 降脂软脉方的临床研究有哪些？

前期我在症状方面做了临床试验。比如，我们在 1980 ~ 1987 年间对 265 例患者进行过疗效观察，疗程短的 3 个月以内，最长的 36 个月。在证候疗效、心绞痛疗效、冠心病合并高血压患者的高血压疗效以及心电图改善方面均有很好的效果。后来我们思考这个治法为什么有效，它的起效机制是什么，就接着做了它对冠心病患者血液流变学、血小板功能、脂代谢等病理状态，以及对冠心病患者心功能、甲皱、球结膜微循环的临床研究。我们发现"益肾健脾、涤痰散结法"指导下的降脂软脉灵片可以明显降低全血黏度、血浆黏度，并且使血小板聚集、纤维蛋白原溶度明显下降，治疗患者的高黏滞血症，改善心肌供血和供氧；在脂代谢方面，还可以降低冠心病患者血清总胆固醇，同时还可以提高高密度脂蛋白的含量。我们一般认为高密度脂蛋白是一种抗动脉粥样硬化的"保护性"脂蛋白，这与我们中医提倡的保护正气的想法不谋而合。另外，我们通过超声心动图观察冠心病患者的心脏形态、心功能指标，证实它对改善和恢复主动脉和左心室心肌的顺应性，增强心肌收缩力，提高射血分数，增加心搏输出量和心每分输出量、心脏指数等也有比较确切的效果。最后就是甲皱、球结膜微循环方面。之前我看到有很多实验资料、临床资料证实了动脉硬化的危险度在于小血管，尤其是末梢毛细血管动脉硬化，这激发了我们的灵感，我们就观察了35例患者双手的甲皱微循环，包括形态学畸形率、血流态、血流速度、各个毛细血管的管径在治疗前后的区别，就发现这个方子可以扩大毛细血管口径，有增加局部血流量，改善微循环，恢复血管内壁完整性的功能。总之，临床疗效还是很不错的，通过临床研究，也找到了一些降脂软脉方发挥作用可能存在的机制。

7. 降脂软脉方的实验研究有哪些?

学生：老师不仅从临床证实了该方的效果，在动物实验方面也深入探讨过，您带领团队进行了降脂软脉灵片对家兔动脉粥样硬化的病理形态影响的研究，观察了主动脉和冠状动脉病变，以及降脂软脉灵片在延缓衰老方面的实验研究。

阮士怡教授：对，临床和实验是互相支持的两个方面，动物实验可以拓宽我们的研究范围，更好地服务于临床，为临床用药提供依据。在观察家兔动脉粥样硬化的病理形态时，用药干预8周，测量空白对照组、高脂组、降脂软脉组，粥样硬化斑块的面积与厚度。研究表明，降脂软脉灵这个方药对实验性的动脉粥样硬化斑块有预防和消减作用，还可以显著降低冠状动脉阻塞程度。延缓衰老这个实验，发现降脂软脉灵可以延缓主动脉内皮、中膜随年龄增厚，提高平滑肌细胞的数量，抑制胶原纤维化。日本学者认为动脉老化的特征就是细胞数减少、内皮纤维功能减弱、平滑肌细胞的变性以及基质的增加，这些变化随年龄加重，所以动脉硬化导致了老化，内皮增厚就是血管老化的特点。这样对比一看，我们发现的降脂软脉灵延缓衰老的机制与日本学者存在一致性，结论也得到了验证。

学生：老师，延缓衰老这个实验为什么没有选择抗动脉粥样硬化实验的家兔，而选择了大鼠呢？

阮士怡教授：我记得那批动物用的是 15 月龄的老年前期 Wistar 系大鼠，在各类杂食动物中，大鼠不仅食性及代谢过程与人类相近，而且寿命比较短，更突出的是这个实验在没有造模的情况下进行，所以实验数据比较可靠，说服力比较强。具体的一些实验细节，我不能一次性说完，所以讲得很简单，你们可以自己看一看之前的书籍，里面介绍得比较全面。再有就是药物的安全性问题，我们也应该引起注意，不能只关注药物的有效性研究。尤其是中医药的现代发展，不能是不良反应尚不明确，禁忌证尚不明确啊。你看，降脂软脉灵的安全性问题，我们选了 20 只小白鼠，随机分成正常饮水组和降脂软脉灵药液组，喂养 10 天，观察它们的体重、有没有中毒等情况，最后发现两组都没有异常表现。然后又对小白鼠肝脏吸附中性红能力的影响，发现降脂软脉灵药液和正常饮水组比，吸附能力低，所以不但没有毒性，而且对肝脏似有解毒作用。所以只有高效、低毒或无毒才是好的，用着既治病又安全的药。你们现在做的实验越来越复杂，技术手段也越来越高级，但是科研的思维方法、逻辑性、严谨性等，也要能跟上发展形势。中医是我们的财富，我们得继承中医、发展中医，做好衷中参西，实现中医药的现代化、标准化，让国际认可。

第四卷

用药如兵，国医大师解药

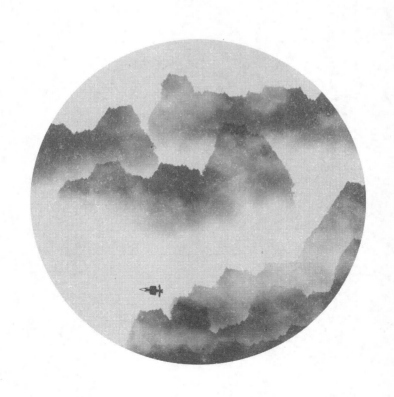

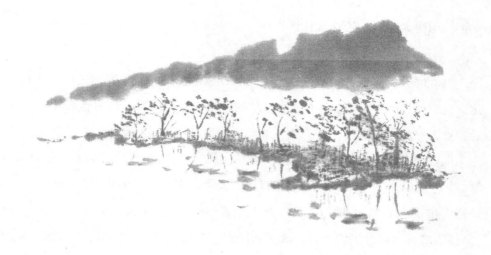

一、法随证立，方随法出——阮士怡教授据法谈用药

1. 谈"育心保脉法"如何用药？

我过去在治疗动脉粥样硬化性心脏病，主张用"益肾健脾、软坚散结法"，但现在我更提倡用"益肾健脾、育心保脉法"来治疗这种病。为什么用"育心"不用"养心"，不用"强心"？所谓的"强心"通俗地说就是增强心肌收缩力，让心脏加强力量。加强力量只是治标，并没有从本身治疗心肌细胞，不保护心肌细胞以恢复其功能。只有当心肌细胞功能恢复才能从根本上增强心肌收缩力，所以应"育心"。"育心"之法主要针对心脏的基本功能，对有不典型冠心病症状，或已罹患冠心病出现心功能受损，心肌舒张收缩力下降具有一定疗效，主要包括通心阳的桂枝、薤白，化胸中痰滞的瓜蒌，培心气的党参、黄芪等。

桂枝，是通心阳的常用药。《本草备要》就记载了桂枝"温经通脉"的作用。《长沙药解》记载："桂枝……舒筋脉之急挛……通经络而开痹涩，甚去湿寒。"《本草再新》除了通阳之外，还记载了桂枝具有"消肿利湿"的作用。现代药理研究也表明桂枝具有"利尿"的作用。《本经疏证》更将桂枝的功效归纳为"盖其用之之道有六：曰和营，曰通阳，曰利水，曰下气，曰行瘀，曰补中"。我们在这里应用桂枝，一是取其通阳利脉，二是取其通阳利水，所以桂枝并不主要针对于胸痹一证，而是要着眼于整个心血管系统的健康，用它来改善心血管系统整体的功能，这样既能改善胸痹的症状，又能防止心肌纤维化，甚至还可以用于各种原因所导致的心衰。

薤白的作用与桂枝是相似的，都是常用的通心阳的药物，但是它更长于散壅解郁。《长沙药解》记载："薤白，辛温通畅，善散壅滞，故痹者下达而变冲和，重者上达而化轻清"，就明确指出了薤白主散的这个特性。用薤白的时候要重视它通阳辛散的特点，一般与瓜蒌、桂枝合用，能够达到通心阳以消胸中痰滞的作用。

瓜蒌是化胸中痰滞的常用药。早在汉代，医圣张仲景就使用瓜蒌来治疗胸痹。《纲目》中说："……取其甘寒不犯胃气，能降上焦之火，使痰气下降也"。《本草衍义补遗》中也有记载："栝楼实……胸有痰者……又洗涤胸膈中垢腻。"《本草思辨录》："栝楼实之长，在导痰浊下行，故结胸胸痹，非此不治"，均记载了瓜蒌能够化胸中之痰的特点。我比较喜欢用瓜蒌，因为它可以化胸中痰滞。只有胸中痰滞得化才能使胸阳舒展。现代药理研究也证明瓜蒌能够扩张冠状动脉，还能提高心肌抗缺血缺氧的能力。

党参为补气之品，我常常用党参来助心气之发动。《本草正义》上记载："党参力能补脾养胃……健运中气，本与人参不甚相远。其尤可贵者，则健脾运而不燥……养血而不偏滋腻，鼓舞清阳，振动中气而无刚燥之弊……尤为得中和之正，宜乎五脏交受其养，而无往不宜也"。可见党参补中气而不燥，鼓清阳而不热，药性比较平和，因此尤其适用于老年患者的长期服用。同时，现代研究还表明党参具有提高心肌细胞抗缺氧能力的作用。

黄芪是最为常用的补气药了，我用黄芪主要是取其补益一身正气的作用。现代也有研究表明黄芪能够提高人体的免疫力，扩张冠状动脉，延缓细胞衰老。

2. 谈"软坚散结法"如何用药？

中药中具有"软坚散结"作用的药有很多，而且"软坚散结"也分很多种。我比较常用的，像鳖甲、海藻、昆布等，这些直接具有"散结软坚"功效的药物；另外也有用像浙贝母、桃仁、丹参、夏枯草、连翘等，间接起到"散结"功效的药物。下面跟你们简单讲讲这几个药吧。

第一个是鳖甲，鳖甲这味药，我以前看了好多古书上都有记载，为了给你们讲讲，我又去翻了翻，可能也有不是很全面的地方。鳖甲实际上就是鳖的外壳，好多临床医生都用它来补益肝肾，书中也记载它能入肝、肾经。它确实有滋阴潜阳、软坚散结的作用。但是鳖甲的煎煮加工是个大问题，能不能把有效成分煮出来就不好说了。我看《本草疏经》说"平亦辛也，咸能软坚，辛能走散"，这对后来"软坚散结"法的提出具有指导意义。还有一句是来自《本草新编》："鳖甲善能攻坚，又不损气，阴阳上下有痞滞不除者，皆宜用之"，由此不难看出鳖甲是软坚散结的好药。同时，现在药理学研究已发现鳖甲不仅可以增强免疫功能，促进造血，还可以抑制结缔组织增生。这最新研究也是我从文章上看来的，这论文的水平我不太清楚，但是临床使用也确实有疗效。

海藻这味药也是很典型的，咸寒软坚。我曾经在《本草崇原》上看过，写它可以"主治经脉内外之坚结"，这不正是跟咱们临床相符合的嘛！我翻《本草新编》写的是："海藻，专能消坚硬之病，盖咸能软坚也……则无坚不散也"，除了这本书，其它好多书上也都记载了海藻的"软坚"之功。现在临床使用海藻，也确实发现其具有降脂、抗凝血作用。

昆布跟海藻差不多，都是具有软坚散结的功效。但是昆布还能"祛湿""祛痰"，尤其是那种陈年老痰。我在开方的时候，也不是经常用它们，毕竟其味咸，易引起心衰患者尿潴留，还有容易使高血压患者的血管紧张度升高，所以我通常是两个选一个。

浙贝母跟川贝母不一样，它具有"清热化痰、解毒"的功效，能够降痰气，开郁结，还能止疼。《本草正义》就提道："疬瘰以热结而言，泄热散结，故能治之"，就是在清热化痰的基础上发挥它散结的功效，现代研究也发现其具有降压的作用。

桃仁这味药，我主要用它活血，除了这个还有润肠通便的作用。有古书上说桃仁缓肝散血，也有古书上说桃仁能生心血，都是想表明桃仁具有祛瘀以及生血的功效。大概是有"血闭癥瘕"，书上还有提到桃仁可以治血痰，临床中我还没有用过。不过对溏泻的患者要慎用，这本来就有润肠的作用。

丹参现在特别常用，市场上可以看到好多的丹参成药。古人都说"一味丹参，功同四物"，它活血的功效是很好的。《本经》上也提到"主心腹邪气，破癥除瘕"，还有《别录》上也说"养血，去心腹痼疾结气，久服利人"，所以丹参是活血的佳品。另外我们可以看到，现代对于丹参的研究跟古代的认识都是相符合的，我们古人早就发现这三个功效。

夏枯草，它不仅可以行经络、治周身结核，又能补养厥阴血脉，而且还能疏通结气。我临床常用它清热、疏肝柔肝、散结。像是高血压的患者，我就用点夏枯草。夏枯草当代研究已证明其具有降血压的功能。

连翘临床很常用，其具有"清热、解毒、散结、消肿"的功效。通常对于冠心病的患者，伴有心经火热、心烦症状，我有时候也会加上这味药，在《药性论》中就提到连翘"除心家客热"。

3. 谈"补肾法"如何用药？

一般肾虚多见于老年人，常见补肾的药物有肉苁蓉、山萸肉、淫羊藿、仙茅等补肾阳的药，或者天冬、麦冬、沙参等补肾阴的药，临床用的更多的补阴药多为全身性补阴药。这些年来我所了解的，对于专门补肾阴的药见得比较少，临床上用补肾阳药多一点，可以这样说吧，主要是由于补肾阳药见效快。比如说现在很多老年人，加上补肾阳的药物后，其很多临床症状就缓解得快一些。但是从根本上来说的话，还是应以养肾阴为主。阴是物质基础，阳是功能体现。理论上来讲的话，应多用养肾阴的药，再辅助用上补肾阳的药。我个人也是主张以养肾阴为主、补肾阳为辅，养阴补阳配合着使用。

4. 谈"保健抗衰方"如何用药？

大家现在比较重视养生保健，认为人类不仅要追求健康长寿，还要健康强壮，长寿不是目的，身体强壮提高生活质量，让老年人能够生活自理，要享受高质量的生活，不能成为家庭和国家的负担。下面我就在"益肾健脾、育心保脉"的基础上讲讲"保健抗衰方"中常用的药物，为大家将来的养生处方提供参考。

第一个是黄芪。主要说一下现代对于黄芪的研究和运用。黄芪这味药的运用太多了，在各个方面，不仅内科治疗用，外科也应用，虚证应用较多。后人从医疗实践上归纳了这味药的功能有补气升阳、益卫固表、托毒生肌、利水消肿。现在对于黄芪的应用有所不同，第一个体现在对免疫功能的调节作用上，对体液免疫、细胞免疫、主动免疫、被动免疫等的调节作用较好。大家都知道，免疫对于人体防御疾病有很大的功劳，且免疫与养生的关系是很密切的。有免疫功能就可以诱生干扰素，虽然干扰素重组的西药也有好几种，可是干扰素的应用禁忌很多，一般很少应用，而黄芪能够诱发干扰素。第二个作用是抗疲劳，黄芪本身有补气强壮身体作用，所以可以抗疲劳。第三个黄芪对心脏的作用，小剂量能够强心，使左心室收缩力增强；大剂量轻微抑制左心室收缩，从而减少心肌耗氧量。另外黄芪对抑制血小板聚集，改善血液高凝状态，治疗心律失常、病毒性心肌炎也有一定作用。名医张锡纯，他将黄芪运用在虚证和血运方面，经常配伍知母使用。对于慢性萎缩性胃炎，黄芪也有一定的作用，北京名医董建华利用黄芪治疗胃部疾病，尤其是萎缩性胃炎，用的剂量比较大。总的来说，黄芪的功用还是很多的。对于黄芪用量现在很乱，中医《药典》上用量是15～30g，现在有人用到50g、100g。有个例子，一个医生用黄芪用到50g时，患者没反应，加到100g时患者出现中毒症状，呕吐、恶心、出汗、眩晕等，后又减量到50g，症状改善。还有人做实验，把黄芪用量加到100g，患者出现相同中毒症状，所以黄芪用到100g是有待商榷的。过去有个方子"黄芪六一汤"，黄芪用到六两，把黄芪放在第一位，黄芪还不是用克来计数，是按两的，用了六两，也就是一百八十克，不知道可不可信。所以我现在使用时，对于心功能较差、有心衰症状的患者，不宜多用，15～20g就够了；心功能好一点的，可以稍加量到30g。一般也就用30g，没有再多。在高血压的治疗上，少量可升血压，15g以下可升血压，15g以上就降血压了。

第二个常用药桂枝，桂枝能发汗解肌，温通经脉，助阳化气，平冲降气，不止是解表发汗的药。现在研究来说可以治心脏，古人用桂枝，有苓桂术甘汤。苓桂术甘汤治疗水气凌心这个证候，实际上桂枝有养心的作用。桂枝比较特别的一点是能够保护将要凋亡的细胞，细胞快到凋亡的时候就没有用了，没有工作能力了，这时候养心作用就差些。菖蒲能够养心，荷叶本身也能养心。中药里养心的药物很多，不过常用的就是这些。

第三个常用药是淫羊藿，对养生来说也是非常重要的一味药。性味辛甘，属阳，传统作用是补肾助阳，强筋健骨，祛风湿，通阳散寒。经过现代研究显示淫羊藿对于循环有一定作用，少量对心肌有抑制作用，大量有强壮心肌的作用，增加左心室的射血分数；能够扩张冠状动脉，增加冠脉血流量，对心肌缺血有保护作用；另外还可扩张外周血管，改善微循环。微循环的问题，西医对这个问题研究得还不是很透彻，但我认为微循环是很重要的。大血管主要是舒缩，推动血液流动，而微循环可使物质代谢、交换，排出代谢废物，吸收营养物质。在20世纪80年代末，有一位搞微循环的专家，他帮我做了一部分实验，用的是人的眼球和指甲来观察微血管，观察补肾抗衰片对微循环的改变，结果显示确实对微循环有相当大的改善作用。补肾抗衰片中淫羊藿是一味主药，所以淫羊藿能够扩张周围血管，改善微循环。另外还显示有降血压的作用，不过这个我体会不深，感觉降血压作用不明显，因为现在药物实验大部分都是动物实验，单味药用在人身上的很少，所以我不太相信它的降血压作用。从40岁开始心肌细胞就逐渐衰老了，心肌细胞本身也是不可再生的，但最近我看到有的书上记载淫羊藿能够使近乎凋亡的心肌细胞恢复功能，还可抑制血栓形成，降低全血的黏度，还可增加细胞免疫。除了冠心病以外，病毒性心肌炎也可使用。不过炮制方法是有讲究，强调对肾的功用时，一定要用羊脂炮制，否则对肾脏的功用会降低。开方时一般都用羊脂制的，10g左右即可，一般没有用过量的。

第四个是枸杞子，传统作用是滋补肝肾，润肺。现在人们用枸杞都用错了，沏茶时用3、5粒，或者熬粥时加上几粒，都是白费的，因为量不足，还是要足量，起码10～15g。它可以调节免疫，抗衰老，它的抗衰老作用主要体现在可以清除自由基，自由基是人体代谢产生的一种物质，它能破坏蛋白质，破坏体内的酶，导致炎症和衰老；破坏脂肪，使脂质过氧化，导致动脉粥样硬化，发生心脑血管疾病。枸杞子有排出自由基的作用。在现代医学来说，清除自由基是抗老防衰的重要组成部分；此外，还可降低胆固醇，降低血脂。

接下来是刺五加，这个药是五加科的植物，但与南五加、北五加不同。性辛微苦温，传统作用是补脾肾，益心血，安神镇静，活血通络。现代药理作用显示可抗疲劳，延长工作时间。给运动员做试验，把长跑运动员分组，一组服用刺五加，一组不服用，最后服用刺五加组运动员还可继续跑，没有服用刺五加组已到达极限了。还可增加记忆力、注意力，这是对神经系统方面的作用。还可增加免疫力，不过对各种免疫的增加不太一样。还可抗心肌缺血，抗心律失常，抑制血小板聚集，降血脂。冠心病也好，下肢动脉炎也好，都是血脂侵犯血管内膜，刺五加可使血脂不在血管内皮上沉积，起到保护作用。

再加上沙苑子，味甘，性温，传统作用是补肾助阳，明目。现代药理研究显示沙苑子可降血压，降低外周血管阻力，增加脑血流量；调节免疫，降血脂，也有抗衰老的作用。关于抗衰老，现在有很多也叫抗氧化，其实这两个是一种说法。怎样才能判断是否有抗衰老作用呢？一个是通过实验室指标来反映。比如某种药物可以提高超氧化物歧化酶，降低过氧化脂质，提高谷胱甘肽氧化酶的能力，那么它就能抗衰老；另一方面，在动物实验方面，可以进行耐缺氧能力比较，用老方法，比如说抽空氧气，再一个是游泳，让小鼠游泳，测游泳时间，还有就是把鼠或兔用低半乳糖做成衰老的模型，与对照组比较，来得出其能够抗衰老。

下一个药是赤芍，药性是味苦，性微寒，传统作用是清热凉血，祛瘀止痛。现代药理作用是使冠脉血流增加，治疗急性心肌缺血；抗血小板聚集作用，降低血黏度，抗血栓形成。总之对心脏有保护作用。

知母苦、甘，微寒，传统作用是清热泻火，滋阴润燥。现代药理作用有抗衰老作用，可改善学习记忆力，清除自由基，调节免疫，降血脂，抗血小板聚集。一般治疗心系疾病，知母不是常用药。但现在我用这味药主要有两个方面的考虑，一是上述几味药都是温性的，只有赤芍有点凉，加上知母调和药性；第二个就是知母还有抗老防衰等相关作用。

生山楂，这味药我原来很少用，其实一直小看它了，生山楂还是很有用的。性酸甘，微温，传统作用是消食导滞，化瘀理气止痛。现代药理研究发现生山楂对于心血管的作用不少，能够增加心脏的收缩力，增加心脏的输出量，抗心律失常，使心率减慢，还有强心的作用，可减轻心脏的疲劳。它的强心作用体现在，心脏是永不停歇地跳动着的，唯一休息时间在收缩-舒张的舒张末期，生山楂可减慢心率，相应的延长了心脏的舒张期，从而休息时间也延长了，减轻心脏疲劳。除此之外还可降低心肌耗氧量，增加冠脉血流量。与其他药物不同的是，它还可以降低冠状动脉脂质的沉积，可使心肌中膜纤维不易损伤断裂，能保护心肌中层，使纤维帽不易破裂，从而增加动脉粥样硬化斑块的稳定性。另外，对于肠道功能紊乱具有很好的调节作用，可健脾消食。

5. 谈"降脂软脉灵方"是如何用药的？

降脂软脉灵 Ⅰ～Ⅳ 号方，是以"益肾健脾、软坚散结法"为指导提出的治疗冠心病的常用方。Ⅰ～Ⅳ号方可以用于不同证型的冠心病，我常常根据患者的具体情况，随症加减。下面我就简单地介绍一下这四个方。

降脂软脉灵 Ⅰ 号，其药物组成有人参、丹参、何首乌、夏枯草、茯苓、海藻、龟板、石菖蒲、砂仁、淫羊藿、桑寄生等，其中丹参活血通络；桑寄生、龟板、淫羊藿、何首乌调补肝肾、益精填髓；茯苓、石菖蒲健脾化湿、去痰开窍；夏枯草清热毒、抑肝阳。合起来，能使脾肾健旺，热毒、痰瘀祛除，气血和畅，五脏经脉条达，来达到保护血管、抑制炎症反应、稳定动脉粥样硬化斑块的作用。

降脂软脉灵 Ⅱ 号主要由丹参、桑寄生还有其他很多药物组成，主要针对的是脾肾阳虚，痰瘀阻络引起的心前区疼痛。另外患者可能还有头痛头晕，健忘失眠，腰酸腿疼，浑身没劲，这个药可以起到益肾健脾、涤痰散结的效果。

降脂软脉灵Ⅲ号由人参、豆蔻、丹参、五加皮等药物组成，这个方中增加了一些现代药理研究证明有稳心复脉作用的药物，以益肾健脾、涤痰散结、软坚复脉治疗冠心病伴有心律不齐或其他原因造成的心律不齐。

降脂软脉灵Ⅳ号方中加入了活血理气的丹参、降香、沉香、白芷等药，那么这个方可以起到益肾健脾、活血通脉止痛的作用。

总之，大家要注意寻找疾病的本原，一定要"治病求本"，抓住"益肾健脾、涤痰散结法"的立论依据，指导自己临床用药，再根据患者其他兼症灵活加减，这样才会取得很好的临床疗效。

二、衷中参西，病症结合——阮士怡教授据病谈用药

1. 关于冠心病如何用药？

现在治疗冠心病，我认为关键是得保护动脉内膜。新的科学知识让我们知道血栓的形成与动脉血管内皮损伤有着密切的关系。血栓的形成必定起始于血管内膜的损害，不仅可以活化血小板，导致血小板在损伤部位聚集，同时刺激释放凝血物质，又会使血液中的纤维蛋白原转化成纤维蛋白，进而加速形成血栓，黏附于血管内皮上。所以，保护血管内膜在治疗冠心病中非常关键。治疗冠心病，基本上好多药的功效都是扩冠、抗栓、抗血小板聚集。在临床上，我常用的一些活血药、补阳药、补气药都具有不同程度保护内膜的作用。当然还有一些特殊的药物，例如白鲜皮、白及（这些临床运用较少）、荷叶也具有保护心肌、心内膜的作用。

现在我平日用得较多的药物有丹参、川芎、当归，下面我们说说这三味药。丹参对心脏非常有益，其具有增强心肌收缩力、扩张冠脉血管、抗血栓形成以及改善微循环等作用。川芎除了具有扩张冠脉血管、改善心肌缺氧、降低心肌耗氧量等对心脏的作用外，亦对脑具有保护作用。我记得看过文章里，写了川芎嗪能使脑血流量显著增加，血管阻力下降，并减轻脑缺氧，同时对中枢神经系统具有抑制作用，从而达到镇静安神的作用。当归具有增强心肌血流量、抑制血管收缩、降压、抗氧化等功效，同

时还对机体的造血功能具有促进作用。总结一下，丹参对心脏最有益，川芎偏于脑，当归偏于妇科病症。最近我用得比较多的是葛根、知母，这两味药对心血管有益，具有抗凝、扩冠等作用。但是究竟它有没有比丹参好，就看将来能不能找到一种药，就像过去有人发现青蒿素治疗疟疾，这是中医领域的重大发现。现在我的主导思想是在创新方面。古人的思想要继承，比如现在我们都知道百合有用，这并不是我们自己想的，早在《金匮要略》中百合狐惑病就用到百合。

平常临床我不太敢用白及，在中药学中白及是止血药，所以临床治疗时你用白及，患者可能会误会冠心病还可以吃止血药，他可能理解不了，不愿意接受。白鲜皮本来是治疗皮肤病常用药，其祛湿力强，所以临床运用这些药物时需要多考虑考虑。

2. 关于心衰病如何用药？

心力衰竭是临床心血管疾病恶化后的最终结果。现在西医临床治疗方案一般都是强心利尿。强心利尿这个办法可以，是没有异议的。我治疗的时候有几味基础药。第一味药黄芪，有利水的作用，另外也有降脂、降低心肌耗氧量等作用。第二味我就用桂枝，桂枝本来是解表发汗的药，现在研究说可以治心脏。桂枝表面上虽然是个发汗解肌的药，实际上有养心的作用，细胞快到凋亡的时候都没有用了，没有工作能力了，桂枝的作用能够保护将要凋亡的细胞，降低它的负荷，这是特别的一点。第三味是瓜蒌，包括瓜蒌皮、瓜蒌实。古时候张仲景用瓜蒌是论"个"，"瓜蒌一个"，现在咱们用 10 ~ 20g 就差不多了。全瓜蒌用多了，会腹泻的，同时影响消化。为什么把瓜蒌的部位分开了？因为它作用不一样，瓜蒌皮的作用最大，瓜蒌实的作用小些。将来你们用药的时候也得注意，中药的不同部位，功效是有差别的。中药里"养心药"很多，常用的有菖蒲、荷叶。现在有报道称，荷叶中的生物碱还具有降血脂作用，且临床上常用于肥胖症的治疗。用得较少的有万年青、夹竹桃的花、叶子等都具有强心作用，不过这个毒性太大，现在都不用了。那么中药里"利尿药"用什么合适呢？泽泻。泽泻本身除了利水以外还能降血脂、降血压。利水药多半都有降压的作用，不过它降压作用的大小不一样。金钱草本身治胆结石的，尤其是肾结石，大叶金钱草又叫广叶金钱草，还有一种小叶金钱草，小叶金钱草排石利尿的作用就小了。现在咱们利尿也可以用，因为这个药除了利尿以外，它对心脏也有好处，能够使血小板的凝聚力降低，降低心肌耗氧量。再有一个比较好的利尿药就是防己，防己本身不是利尿的，主要是治痹症的。一般用防己的时候，不要用太大量，因为它只有对抗凝、抗血小板聚集等冠心病有一定的治疗效果，对心脏本身没有好的作用。一般我就用这六七味药做一个基础方。另外，你得考虑发生心衰的原因是什么，再酌情加上这些药。

临床对于心衰的治疗，我再跟你们说个注意的问题，急性心衰发作时，开始的时候得用西药，因为西药能够快速地增强心肌收缩力以较快地缓解患者的症状。西药常用的有西地兰、毒毛花苷 K，以及地高辛等。咱们中医治疗的一般都是慢性心衰，中西医同时给药那也没关系。不过这种强心药不建议长期使用，当你心脏本身已经出现心肌细胞损伤了，此时心功能都不太好了，你再总是给它增加负荷，那时间长了当然就不行了。所以现在临床治疗心衰，西医在用地高辛的时候，前三四天都是一天一片，然后改为一天半片。我还是建议对于慢性心衰的话，就用刚才咱们说的那六七味药试试看。利尿药也可以，中药治疗心衰的利尿药我常用两种，一种是北五加皮，还有一个是葶苈子。别的中药我一般没敢用，像福寿草什么的，毒性太大。当合并冠心病、心绞痛，疼痛得厉害时，就加点儿降香、元胡、沉香等理气止痛药。

对于前面所说的六七味基础药我再多说一点。也不一定只用六味，你可以多一点，也可以少一点，你如果发现有好的强心养心的药也可以加上，因为中药有好多药都能养心。不过要注意一个问题，量少对心脏有兴奋作用，量大了有抑制作用，所以这些药用量都不能太大了。利尿药也是这样，在常用剂量范围，多用一些或少用一些都没关系，也都有点效果，在临床上发现比这个更好的药也是可以换的。

3. 关于肺心病如何用药？

肺心病的原因主要是由于患者反复感冒，感冒以后出现咳嗽，长期反复的咳嗽引起气管炎，慢性气管炎长期的反复发作，导致支气管壁不断充血、增厚，进而患者后期常常出现呼吸困难。支气管壁增厚及呼气困难本身跟风心病直接关系不大，但是因为呼吸困难，气体不能正常排出体外，导致肺内压力增高，进而影响正常的呼吸，二氧化碳潴留进而引起肺小动脉收缩，最终导致肺动脉高压、左心缺血。所以肺心病的发生，就是左心缺血以后诱发心衰。这种病通常可以加上连翘、板蓝根、蒲公英等，主要是起到消炎的功效。另外加点桔梗、前胡、川贝。还有半边莲，半边莲本身能够清热解毒，用量可以稍大一些，鲜品可以用到 60～100g，干品 30～40g。这些药合在一起对治疗肺性心衰效果佳。

4. 关于"降压、降糖、降脂"如何用药？

临床上用于降压的药物有很多，但是我试过几种，效果都不太好。考虑的主要原因可能是患者在就诊前多已经开始服用西药了，来的时候血压控制不理想，想找我们开点中药喝。可我发现这类患者，往往喝了中药，血压也很难控制在正常范围。我常用的中药方子是天麻钩藤饮加减：天麻 15g、钩藤 15g、杜仲 15g、夏枯草 15g、红景天 10g、地龙 15g、黄芩 10g、莱菔子 25～30g、沙苑子 10g、野菊花 10g。

夏枯草具有降压作用，主要得益于其清肝热的功效。《本草通玄》："夏枯草，补养厥阴血脉，又能疏通结气……然久用亦防伤胃，与参、术同行，方可久服无弊。"厥阴指的就是肝胆，中医认为高血压病病位在肝，治疗高血压也主要从肝论治。我认为泽泻有利水渗湿、清湿热的作用，与利尿降压有相同的意思。如《本草汇言》记载："泽泻利水，能宣通内脏之湿"。《本草正义》也说："……其兼能滑痰化饮者，痰饮亦积水停湿为病，唯其滑利，故可消痰。"泽泻在中药学中属于利水药，现代药理学认为泽泻是可以清除人体内血痰及秽浊物质的良药，同时还研究发现其具有降血压、降血脂、降血糖的作用。

在传统的辨证方药中加上具有降压作用的中药，例如夏枯草、徐长卿、虎杖、蚕砂等，提高治疗效果。治疗时间上强调"长久"，患者在无不良反应的情况下，建议长时间服用，不要轻易换方换药。中药治疗高血压，首先会看到症状的缓解，只有长期坚持服用，才会逐渐降低血压。但实际在临床上许多患者的病情比较复杂，在患有高血压的同时还有高脂血症、糖尿病、心律失常、心衰等其他方面的疾病。那么在治疗基础疾病的基础上，再加些什么药呢？心律失常我一般可以加茵陈、苦参、防己；高血脂可以加首乌、决明子等。对于女性更年期时的高血压这种情况，可以加调理女性激素的药，像益母草、补骨脂、当归等治妇女病常用的药物。此外，对于情绪抑郁者可以加上合欢皮 15～20g，出汗太多的给些止汗药。

三、儒医生涯，心系中药——阮士怡教授谈现代中药难题

1. 如何看待中药质量问题？

现在的中药质量还是很令人担忧的。之前我见到的红参，包装上写的是产自长白

山的，但是打开之后我看不像，红参哪儿有这么大个儿的？如果真长这么大至少也要七、八年，现在野生的少啊。咱们刚建院的时候好多东西都缺，黄连基本上没有。黄连不是一年就能长成的，现在一年都挖出来了，过去都要长三四年才能采，所以现在的黄连确实大小都不一样了。冬虫夏草现在也不一样了，十多年以前跟蝉差不多了，比蝉稍细一点儿，现在的又瘦又小了，都不够规格。实际上古书上对冬虫夏草没有记载，关于冬虫夏草的记载最早见于清代吴仪洛的《本草从新》，此后多种中医书籍都记载了冬虫夏草。刚开始使用的时候虫草不值钱，那时候使用虫草问题不大，价钱也不这么贵，但是也很少用。可现在价钱贵得不得了，好几千块一公斤。有的大夫现在开药认为这个虫草能治肾病，开到五克就不得了啦。现在有些中药价格太贵，这也是个问题啊！

中药质量不佳的现状有两个主要原因，一个是培植中药用促生长剂，使中药长得又大又好看，但质量很难有保障；再一个就是中药的产地和品次太杂。正是这两个因素，虽然加速了中药的产量，可质量却难以把关啊。像今天给患者开的药，第二次开就不一定合适了。我曾经想用青黛治疗白血病，药房主任告诉我如果开的话一次都开出来，不然下次再开就不一定是这个质量了。青黛虽然是个加工品，可它的来源有好几种，有菘蓝、蓼蓝、马蓝，把它们的叶子捣烂了以后放到石灰水里泡出来的东西就是青黛，可是不同来源制出来的青黛效果多少就会有差异。咱们用的药，一般是药房来什么药，就用什么药，你不清楚它们的来源，这也会影响疗效的。

2. 如何看待道地药材问题？

现在的中药，因为产地的关系，功效作用会不一样的。比如白芍，以杭州产的为佳，称为杭芍，功效要优于其他白芍。有的中药在内蒙古生产的，质量很好，但是到了黑龙江生产，它的功效就会大大地降低了，这就是道地对药材的影响。过去医院刚成立时，一九五几年，天津市只有一个中医院，中医大夫少，中药资源非常短缺，为解决中药短缺的问题，渐渐开始人工培育药材，但这些培育的药材和道地药材差别很大。药物研究院曾做过杭芍的一个实验，正规杭芍效果很好，而栽培的疗效就很差了。因为这种原因，你做出了科研成果，然而别人不能重复，这里面可能有两个问题：第一个，现在不可否认的是论文里面可能有水分，真实性值得怀疑；第二个，就是用药产地不同，效果也不同。再比如过去木通、关木通和小木通混用，其实它们三个不是一个科的。木通是木通科的，小木通是毛茛科的，关木通是马兜铃科的，其所含马兜铃酸，经研究证明可能引起人体肾脏损害，所以后来这个关木通就不许用了，但木通、小木通是无毒的。中药的别名也是比较杂的，所以在阅读古书的时候，得弄清楚古人用的中药和现在我们用的中药是一个吗？中医治病有时很难，辨证对，处方也对，但中药变了，效果也就变了。

3. 如何看待中药炮制问题？

中药的炮制方法不一样，成分和功效就不一样。女贞子本身拿酒制效果就好，淫羊藿用羊油制的和没用羊油制的作用就不一样。现在有的书上已经把中药的成分的相关研究写上去了，什么黄酮类的、生物碱、挥发油、黄连素（小檗碱）等，就是西医所谓的药物成分，可究竟是哪个作用起的大一点，哪个作用起的小一点，这都不是十分清楚。现在咱们就是这么用，将来在详细研究的时候，也要考虑药物的制法问题。炮制有几个目的，一个是去毒的，像南星、半夏，制过的毒性作用就小了；还有的增强药物功能，醋炙入肝经，酒炙的增强活血，蜜炙入肺增强润肺的功效等，还可以扩大应用范围，生首乌补益力量弱，但经黑豆汁泡过蒸成的制首乌补益精血的作用就大大增强了。也就是说炮制使药物的成分和功效不同。现在咱们方子里的药最常用的就是火制中"炙"的方法，将药物与液体辅料放置锅中加热炒拌，常用的液体辅料有酒、醋、蜜、盐水等。像五味子醋炙的称醋五味，醋炙五味子有点儿收敛补虚的作用，可用于治疗气短、心神不定等。酒五味子对心功能的作用就不如醋五味子。现在咱们医院不再细分酒五味还是醋五味，都是酒五味子，可是酒五味子不比醋五味子好啊。刚建院的时候，我的老师就特别注意炮制用药，醋炒的、酒炙的等，他都会开方子的时候写上，很在意中药炮制方式的。现在国家管制的大概就是半夏、首乌、胆南星、川乌、草乌，这些药物制法按照国家药典来说还是比较标准的。所以，先得把中药规范化以后，临床治疗才能有保证，不然大夫辨证辨得再对，用药用得再精，给患者的药不一样，效果就不行。

4. 如何看待中药十八反？

张子和在《儒门事亲》中提到"十八反"，即"本草明言十八反，半蒌贝蔹及攻乌，藻戟遂芫俱战草，诸参辛芍叛藜芦"。比如海藻和甘草，过去认为是十八反中的一对，但是王肯堂的《证治准绳》治瘿瘤用昆布散，由昆布、海藻、升麻、防风、荆芥、青皮、甘草等组成，《外科正宗》治疗瘰疬的海藻玉壶丸由海藻、贝母、陈皮、昆布、甘草等组成，这些都是甘草和海藻合用的例子，而且被沿用至今。过去有些医家用相反的配伍反而能够起到很好的临床疗效，现在医生都不太敢用了。其实中药十八反、十九畏，现代药理研究出来很多都是没有相互作用关系的，但还缺乏统一的认识。比如细辛不过钱，一钱才 3 克，可是现在有人用到 12 克，也没有多大问题。这些问题还需要进一步研究的。

5. 如何看待中药药味及剂量问题？

我一般处方只有 12 味药左右，药量一般比较小，因为我现在是按照教科书上的量，一般不用大量。现在啊，我的想法就是药味不能多，药味应该越来越少，要不然你弄个大复方，药味太杂，作用也很难说啊。一个处方的组成都是有君臣佐使的，你想寒热并用，你想面面俱到，它怎么个佐法，怎么寒热并用，疾病的本质是什么，这些弄不清楚，方子就会越来越大。这大方药患者熬药都得费劲，疗效也不好说。另外啊，大方子是不利于做科研研究的。药量啊，现在它有这样两种情况，一个是像我们这样岁数大的大夫，就是按照原来三钱五钱开药，按钱算，一钱是 3 克，我们不愿意开太大的药量。可是现在有的医生用的量多，因为现在药的质量都不好说，产地不同，药的成分就不一样。据他们分析有些产地的药，其药效根本没有，所以现在一般 70 多岁的医生，他们的用量就大。过去有个老医生，他半夏用量很大，半夏、附子他可以用到半斤，也都没出现什么问题。现在据我所知，有的妇科用坤草用到 120 克。有个治肿瘤的医生，他治肿瘤的药物，白花蛇舌草等，都用到好几百克，回家患者都拿脸盆熬药，但是也没出现什么问题。可是现在看起来有些中药并不是没有毒性，长期服用也有毒性。就拿甘草来说吧，甘草很普通，大家一般都用作使药，80% 的方子里都用它，但有研究表明甘草中的甘草次酸，有肾上腺皮质激素样作用，要是长期不恰当使用，可引起水肿、高血压、低血钾，对心肌造成损害。甘草有生甘草和炙甘草，生甘草性偏凉，能清热解毒，炙甘草补益的作用大。所以使用甘草要依据个人情况，长期用就得小量，一般就是 3～5 克，如果短期用，平常用 9 克就可以，大剂量的少用啊。

所以，现在中药里好多说不清的，这些都需要我们进一步研究的。中药药量跟很多因素有关系，就像儿科一样，用药药量跟体重也是有关系，要根据体重来计算药量的。来一个体重 100 公斤的患者用量就得大，有时候来个女同志不到 100 斤，这个用量也不一样了。药量小、药量大，吃的时间长了或者不同的人不同体质是很有关系的，比如我一剂药中开了 10 克桂枝，我一般让患者两剂药搁在一块儿熬，熬完了以后喝三天，可喝完之后，有的人就口干，受不了，有的人就没啥反应。它就跟西药一样，你吃了有反应，他吃了可能没反应。中药也是这样，有的人可以吃，有的人他就不能吃。个别的没办法，你很难看出来啊。

6. 如何看待季节用药问题？

按咱们中医来说，用药当然就和季节有关系了。西医来说就没有关系了。中医讲疾病和四季都有关系，人的身体是随季节变化而变化的。"春夏养阳，秋冬养阴"是告诉我们，春天和夏天自然界的阳气逐渐亢盛，我们人体的阳气也会顺应自然而亢盛浮越。夏季人们都爱贪凉，喝冰镇凉饮，但"春夏养阳"就是告诉我们要顾护身体的阳气，不可太贪凉而损害身体阳气，同时我们开药也不可过于寒凉。同理"秋冬养阴"，也告诉我们秋、冬季体内阳气内敛，如果人们爱吃温补的食物就易伤体内阴液，这时不要忘记顾护体内阴液，用药时也不可过分温补。"春捂秋冻"就告诉我们要适时增减衣物以适应季节的变化来预防外邪。比如说冬季吧，人们爱吃羊肉来祛寒，和这道理是一样的，这时可以用些温补的中药以祛寒；热天暑气盛的时候就可以加点藿香、佩兰，以解暑祛湿。所以，用药不可偏颇，适度即可。

7. 如何看待现代中药处方组成？

现在中医看病都是病症结合，基本上都是这种情况：一个患者来了，拿一堆化验单，你一般先诊断肯定是西医什么病，把患者的诊断搞清楚了以后，再结合古人的辨证论治。我的方子一般是三部分组成，第一部分中药方剂，是依照中医传统的基础理论给予处方的；第二部分是根据现代药理研究的成果给药的；第三部分就是临证加减了，就是次要症候来加减用药的。我的思想是什么呢？我认为，当然大家不会都同意我这个意见。中医辨证是古人的东西，这么几千年来，从患者症状上，从药物的作用上找共性。找到共性以后，列出辨证来，这是长期经验积累上总结出来的。现代科学生物分子技术发展很快，我们还是应该接受新事物，你不接受新事物总守旧是不行的。中医需要进步，需要创新，需要现代科技的参与，使她为更多人接受和认可。比如枸杞这个药，传统中医认为它补益肝肾、益精明目，现代药理认为它最主要就是增强免疫力，其次治疗心血管疾病，有抗心肌缺氧、扩冠脉、降血脂等作用，那么冠心病的老年患者就可在开方子的时候加些枸杞，临床证明效果还是不错的。另外，现在好多中药治冠心病都有效果，可是究竟有多大效果，哪个最好，现在咱们可以借用现代科技想办法给找出来。我的意见就是，在咱们中医里，尤其在学校里边，可以有一部分人研究内经，研究伤寒，研究金匮，研究中药本草，剩下一部分人应该是研究现代医学，使现代医学中的优点和长处为中医所用。

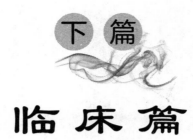

下 篇

临 床 篇

第一卷

胸痹心痛案诊疗实录

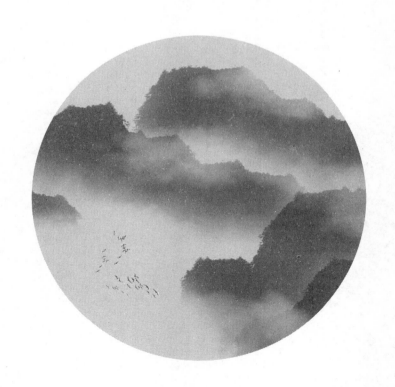

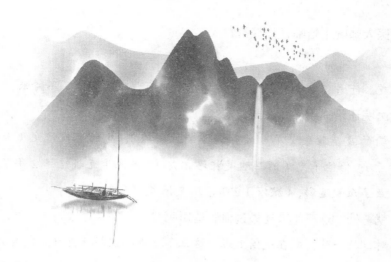

1. 补肾固本、软坚散结法治胸痹心痛病案一则

杨某　女　63 岁

初　诊　2012 年 11 月 22 日

患　者：阮教授您好，二十多年前您就给我看过病。我现在心脏又不舒服了。

阮教授：怎么不舒服了？

患　者：就是心前区一阵阵得疼，后背也疼。

阮教授：怎么疼？

患　者：像被针扎着似的疼。不过吃了硝酸甘油之后，过三五分钟就好。

阮教授：如果不吃药呢？

患　者：不吃药歇半小时，也能好点儿。

阮教授：疼的时候，你觉得胸闷憋气吗？

患　者：是的。

阮教授：一天疼几回？

患　者：累了就会疼，有时疼的次数少，有时候疼的次数多。走路走快了也会疼。

阮教授：嗯。血压怎么样？

患　者：血压高，最高的时候是 160/110mmHg。我一直吃降压药控制呢。

阮教授：控制的怎么样？

患　者：控制到 110/70mmHg，有的时候更低。

阮教授：不能比这更低了。做没做过心电图啊？

患　者：我现在在公安医院住院呢，今天应该办出院手续的，但我先来找您了。住院
　　　　这半个月呢，一输扩张血管的药症状就见好，但是头却疼得受不了，就要

吃脑宁片（氨咖甘片）。不过，吃了脑宁片以后胸口又不舒服。

阮教授：医院还给你用了什么药？

患　者：输的液是欣康（单硝酸异山梨酯注射液），吃的有波依定（非洛地平缓释
　　　　片）、倍他乐克（酒石酸美托洛尔片）。倍他乐克我吃了2年了。2009年我
　　　　做了血管造影，（狭窄）20%，不是很多。

阮教授：就一处？这三年来还做过血管造影吗？

患　者：对，就一处。我在美国上班，这三年一直都控制得挺好。我这次来探亲，来
　　　　这儿的第三天，这儿（拍胸口）就开始疼、闷，后背疼，憋气。平时我就
　　　　吃自己配的这个药，左归丸、天王补心丹、金水宝、稳心颗粒；疼得厉害
　　　　的时候吃通心络。吃稳心颗粒是因为原来我有三联律，早搏特别厉害。我
　　　　吃血府逐瘀（汤）心跳得厉害。

阮教授：有早搏？现在还有吗？

患　者：偶尔还有。我觉得我吃的这些药都是偏热性的，所以又自己加的板蓝根冲
　　　　剂。我不能吃热药。

阮教授：你今年多大岁数？

患　者：我63岁了。

阮教授：现在我告诉你，血压110/70mmHg，对你而言偏低一点儿了，130/80mmHg
　　　　可能更好一点儿。因为血压如果太低了，冠状动脉供血状况会不好。扩血
　　　　管药适当吃，不要吃太多，吃多了容易头疼。

患　者：我是受不了头疼的，所以我并不愿意吃。

阮教授：你的脉象是沉脉。吃点儿汤药，好吗？

患　者：好啊，我也想吃汤药。

阮教授：吃汤药的时候这些中成药都不要吃了，西药可以继续吃。

患　者：如果（吃汤药）见好，我想配点儿丸药。因为还有两个星期（我）就该走了。

阮教授：哦。

患　者：我很珍惜您给我看病的机会。

阮教授：睡觉好吗？

患　者：不好，我就是靠吃药来睡觉。

阮教授：大便好吗？

患　者：大便时好时坏，这两天还好。

阮教授：嗯，早搏现在多吗？

患　者：现在不多。原来挺多的，我吃稳心颗粒见好。

阮教授：当归 10g，鳖甲 30g，绞股蓝 10g，五味子 10g，月见草 20g，刺五加 15g，首乌 20g，沉香 10g，赤芍 20g，酸枣仁 30g，合欢花 20g，防己 10g，茵陈 30g，前胡 10g。

患　者：好，谢谢您。

阮教授：还有两个礼拜就走，那你什么时候再回来？

患　者：差不多半年。我按照您的方子继续吃还是怎样？

阮教授：你先吃一个礼拜试试。

患　者：那我下个礼拜再来。谢谢您！

二　诊　2012 年 11 月 29 日

患　者：吃您开的药一个星期了，我感觉症状好一点了。

阮教授：现在怎么样？

患　者：现在我一说话说多了，比如接一个电话，胸口就疼，然后后背也疼。

阮教授：活动多了疼吗？

患　者：活动多了也疼，比如走路多了，上楼、干活，但是不那么厉害，减轻一点了。腿还是有一点肿。吃了这个药，前四天睡眠挺好，后两天又不太行，我就自己加了舒乐安定（艾司唑仑片）。

阮教授：睡眠是有周期性的。一个礼拜有五六天睡得挺好，可能有一两天就差一点儿。

患　者：哦。腰酸见好，但还是有。

阮教授：什么时候腰酸？

患　者：早晨刚起床感觉腰酸，活动活动就好一点儿。下午累了会腰酸，有时候坐着也腰酸。

阮教授：会不会疼？

患　者：不痛，感觉胀、酸。腿还是肿，但是比原来好多了。尿多了，大便还是一开始干、硬。

阮教授：嗯。（阮教授看心电图）

患　者：胸口疼的问题整体见好，可还是有症状。昨天参加会餐，可能有点儿激动，话说多了，胸口就疼起来了，腋下也有一点儿疼。我最希望您把我治疗到不会再疼。我就要去美国了。您看我是吃中成药还是怎样？

阮教授：能带中成药走吗？

患　者：中成药可以带，草药、汤药带不了。

阮教授：沉细脉。那你带点儿中成药吃吃看。

患　者：行，这个礼拜您把方子给我，我配点儿，然后回去吃成药。

阮教授：这儿有成药。

患　者：那也可以。

阮教授：降脂软脉灵Ⅲ号，归芍地黄丸一天吃两丸吧。这两种药常吃不要紧的。

患　者：我估计我半年才能回来，能不能多带些降脂软脉灵Ⅲ号？

阮教授：开药是有限制的。

患　者：那您多开一点儿，然后我再跟您发 E-mail。我想，如果吃得好或是改方的话，就跟您 E-mail 联系。

阮教授：你先吃吧，吃一个阶段，有什么变化再说。

患　者：谢谢您啊！

阮教授：不客气。

患　者：希望您高寿，长寿！

　　按：患者素有胸痹之患，但控制尚可。平素畏寒喜暖，大便黏腻不净，为阳虚型体质。近日由于旅行劳累，加之时值立冬，气温骤降，胸痹发作。正所谓"痛者，风凉邪气乘于心也"。患者口干，时有耳鸣，寐欠安，是已有阴伤之状，然口干而不欲饮，乃阳虚不能化津上乘，阴伤伤之有限之征，且下肢水肿，此为水液输布不畅之象。故该患者应以心肾阳虚为本，以温阳通脉为要务。又恐温阳伤阴，故于阴中求阳。在此不能单独温阳，而是根据"阴为阳之基"的原理，欲扶人体之阳气，从人体的阴精入手，在培阴基础上，以填精补髓、滋补阴精之物为导，配合温阳化气之品，而达到阴阳相偶，化生阳气的作用；同时防止单用温燥之品而劫伤真阴。善补阳者，必于阴中求阳，则阳得阴助而生化无穷，故重用鳖甲，"鳖甲，类言其益阴，是矣，第丹溪云补阴而更云补气，盖气有阳气阴气之殊，本于内经可证也。"(《本草述》)。加五味子益气生津；女贞子、何首乌，益肝肾；沉香，芳香温通，止痛；绞股蓝养心保脉；刺五加、防己、茵陈利水消肿，抗凝。患者时有头痛，恐久病瘀血之邪，少佐赤芍行血活血。夜难寐，加合欢花、酸枣仁及五味子以安神。针对女性的气血特点，加当归调经补血活血，同时现代药理研究表明，当归亦能降脂、抗凝、扩冠。二诊见效，患者症状稳定，由于将远行，故改用中成药口服守效。

2. 温肾助阳、活血行气法治胸痹心痛病案一则

刘某　男　54岁

初　诊　2012年9月13日

阮教授：你哪儿不好受?

患　者：我一活动后背就不舒服，有时候还疼。

阮教授：疼得厉害吗?

患　者：不厉害。

阮教授：有多长时间了?

患　者：有5年了吧。以前都没事儿，就是活动或者累了，后背就有点儿不得劲儿。我一直没当回事儿，这几天好像厉害了。

阮教授：哦，怎么厉害了?

患　者：这是我刚做的检查，请您看看。

学　生：他的心电图显示前侧壁、下壁心肌缺血，心脏彩超是主动脉硬化，左室舒张功能减低，左室壁运动欠协调，三尖瓣反流一度。

阮教授：哦，心肌缺血。那你胸口疼不疼?

患　者：不疼，有时候有点儿不得劲儿。

阮教授：是胸闷，还是憋气?

患　者：有点儿闷吧。

阮教授：你血压怎么样啊?

患　者：正常。刚量的120/80mmHg。

阮教授：一直不高?

患　者：是的，一直不高。

阮教授：血糖和血脂呢？

患　者：也都不高。我脚这儿老有湿疹，您看看？

阮教授：嗯，我看看。

患　者：我平时怕冷，尤其是腰背这儿。还老爱出汗，有时候一阵一阵得燥热，一热
　　　　就出汗，出了汗更怕冷。

阮教授：还有别的不舒服吗？

患　者：有的时候脑袋右边这儿胀、闷。

阮教授：我看看舌头。舌紫黯，苔薄白。沉弦脉。睡觉怎么样啊？

患　者：睡觉不好，容易醒。我大便也不太好。有的时候干，有的时候稀。

阮教授：吃饭怎么样？

患　者：吃饭还行。

阮教授：茯苓 10g，川芎 10g，丹参 10g，郁金 10g，香附 10g，补骨脂 10g，五味子
　　　　10g，葛根 10g，当归 10g，白芍 20g，生龙齿 30g，紫石英 20g，白蔻仁 6g。

二　诊　2012 年 9 月 20 日

患　者：最近见好。

阮教授：那就好。还有哪儿难受？

患　者：还是一活动就后背不得劲儿，但是比以前好很多了。

阮教授：疼不疼？

患　者：有时候疼。

阮教授：是胸口疼还是后背疼？

患　者：胸口这儿没事儿，不疼。后背偶尔疼一下。

阮教授：还出汗吗？

患　者：还是出汗。感觉燥热，尤其是上半身，下边怕凉。我这几天一吃凉的就拉肚
　　　　子，喝点热水或者焐一焐就好点儿。

阮教授：嗯，吃饭怎么样？

患　者：吃饭还行。但是总觉得口渴，不过多喝点儿水就好了。

阮教授：大便呢？

患　者：还行，只是吃凉的就拉稀。

阮教授：睡觉怎么样？

患　者：睡觉好多了。

阮教授：脉沉细。

当归 10g，赤芍 20g，茯苓 15g，熟地黄 15g，川芎 10g，郁金 10g，香附 10g，补骨脂 10g，山茱萸 10g，泽泻 30g，炙鳖甲 30g，海藻 15g，生龙齿 30g，紫石英 20g，白豆蔻 6g，丹参 20g。

患　者：谢谢您。

三　诊　2012 年 9 月 27 日

阮教授：最近怎么样？

患　者：我吃了您这几服药，感觉特别见好。不过，前天出去玩了一趟，可能是累着了，又感觉不行了。脑袋这儿跟有人在我耳朵边儿上敲钟似的，震得我轰隆轰隆的，十分难受。

阮教授：前胸后背还疼吗？

患　者：不疼了，都好了。

阮教授：这几天血压高吗？

患　者：不高，一直不高。

阮教授：还有什么不舒服？

患　者：还是出汗。现在比以前好多了，不那么燥热了，也不怕冷了，不过还是会出汗，尤其是脸上出汗多。还感觉没劲儿，心慌。

阮教授：憋气吗？

患　者：不憋。

阮教授：睡觉怎么样？

患　者：不太好，晚上经常醒。

阮教授：知道了。舌紫，苔腻。沉细脉。大便怎么样？

患　者：1 天 1、2 次吧，但是解不干净。

阮教授：当归 10g，白芍 20g，熟地黄 10g，川芎 10g，茯苓 10g，郁金 10g，香附 10g，补骨脂 10g，浮小麦 30g，麻黄根 10g，葛根 10g，炙甘草 10g。先吃一个礼拜的药。

按：肾为性命之根，内藏元阴元阳，为水火之宅。肾属水，心属火，二脏相互影响、相互制约，而肾又为人体生长、发育之源。只有水火既济，才能阴阳平衡，五脏相安。患者肾阳虚弱，不能上济于心，心阳不足，无以鼓舞运行血液，血行不畅，心脉痹阻而发胸痹。《灵枢·本神》："肾藏精，精舍志，肾气虚则厥，实则胀，五脏不安"，肾阳为一身命门之火，肾阳虚则会导致脾阳虚，脾胃运化功能失职，气血乏源，而心主血脉，气血不足则心脉失养，不荣则痛。夜间人之阳入于阴，阴不制阳，故寐难安。阳虚，水液输布代谢及运化功能异常，可见足部湿疹频发，大便干溏不调。阳虚卫外不固，易汗出，喜暖畏寒。舌质紫黯，脉沉细，亦可佐此辨证。二诊，患者经治好转，但仍遗留自汗、畏寒、腹泻等命门火亏、下元虚衰之症，故减去了葛根、白芍等疏肌之品，而增加了山茱萸、熟地黄、鳖甲等补肾固涩填精的药物，针对病本，溯本求源，以求远效。同时，因多年沉疴，陈旧的病理产物，如瘀血，并非一日能除，故仍以活血行气之法对前次疗效进行巩固。三诊见效显著，仍自汗严重，故用浮小麦、麻黄根敛汗之品，改赤芍为白芍，敛阴以助前药，全方以活血养阴、敛汗之法巩固。

3. 益肾健脾、软坚散结法治疗胸痹心痛病案一则

李某　女　73 岁

初　诊　2014 年 6 月 5 日

阮教授：你怎么不舒服？

患　者：我 2013 年 12 月 19 日出现右肩膀疼，以为是肩周炎，就贴了膏药。然后下午 3 点多就开始胸口疼，感觉好像刀割似的，我就去天津医科大学总医院急诊了。刚进急诊大门就没意识了，摔倒在地上，大小便失禁。当时是室颤，电除颤救过来的。

阮教授：你血压高不高？

患　者：血压高。我一直吃着药呢，原来吃的安内真（苯磺酸氨氯地平片），现在吃氯沙坦钾片。控制的还行，有时候 110/60mmHg 左右，有时候 120/70mmHg。不吃药的时候，高压（收缩压）最高到过 180mmHg，低压不记得了。

阮教授：当时室颤的时候是多少？

患　者：高压（收缩压）好像是 150mmHg。当天上午我就感觉胸口压得慌了。我冠心病有 17 年了。

阮教授：17 年，你今年多大年纪？

患　者：今年 73 周岁，56 岁得的冠心病，在天津市胸科医院诊断的。

阮教授：你平时感到疼吗？

患　者：平时疼，左边和后肩胛骨疼。刚得病那阵，在胸科医院吃过半年的中药，后来就好了。

阮教授：你平时有早搏或者房颤吗？

患　者：没有。

阮教授：突然就发生了室颤？

患　者：对，那天是突然发生的。

阮教授：你吃什么西药呢？

患　者：我就只吃安内真、依姆多（单硝酸异山梨酯缓释片），阿司匹林是吃一段时间停一段时间。治糖尿病的药我吃的是糖适平（格列喹酮片）。

学　生：出院后吃的是雷贝拉唑、阿司匹林肠溶片、氯吡格雷、依姆多、氯沙坦钾片，还有倍他乐克、瑞舒伐他汀钙片、安定（地西泮片）。

患　者：倍他乐克停了，因为我心率慢。

阮教授：糖尿病多少年了？

患　者：13 年了。

阮教授：血糖有多高？

患　者：之前空腹血糖最高是九点多，现在是六点多。

阮教授：六点几？

患　者：最高是 6.8mmol/L，前些日子做静脉血糖检查，结果是 6.35mmol/L。现在按 1 天 3 次吃糖适平。1996 年，我在天津中医药大学一附院做过冠脉造影，60% 的狭窄，大夫说不用做支架，先药物治疗。所以，这么多年我一直坚持吃中药。

阮教授：（诊脉中）给我看看舌头。舌暗红，苔白腻。你还有当时室颤的心电图吗？

患　者：好像找不到了。

阮教授：这个是最近做的造影报告吗？

患　者：不是，这是 2013 年室颤晕倒那次做的。

阮教授：你做的 2 次造影，后一次就比前一次加重了。下支架了吗？

患　者：下了 1 个支架。大夫说有 2 处狭窄，先做了狭窄 99% 的那一处。

阮教授：做完支架心前区还疼不疼？

患　者：我做完支架以后，心前面这块儿还是有点疼，胸口右边、右肩胛骨还有后背也疼，有时候气短。但是我没室颤之前，有 17 年的冠心病，一直是左边疼。所以这次犯病啊，我以为不是心脏的问题，而是肩周炎呢。当时上午就有点刀割似的疼，牙也疼，现在这边（右边胸口、右肩胛骨）还是有点疼。

阮教授：（诊脉中）是沉缓脉。你平时心率有多慢？

患　者：之前冬天的时候，心率最低到过 45 次 / 分。下午和晚上慢，上午稍快点儿，也就 60 次 / 分吧。

阮教授：你这个呀，虽然没堵，可是有斑块，它也会疼。

学　生：老师，她 5 月 16 号做了一个心脏彩超，提示主动脉硬化，左室壁节段性运动异常，主动脉瓣钙化，三尖瓣轻度反流，左室舒张功能减低，射血分数是 58%。

阮教授：嗯……大便干不干？

患　者：多吃菜的话就 1 天 1 次，一上火就 2 天 1 次。

阮教授：睡觉好吗？

患　者：不好，每天 1 片舒乐安定。

阮教授：注意把血压控制好。腿肿吗？

患　者：我有静脉曲张。对了，我睡觉做梦多。还有，我前胸、肩胛骨和整个后背都疼。

阮教授：肩胛骨疼是另外一个问题。左边疼要注意，不要总让它疼，它可能会向上窜，出现牙疼，或者左肩胛骨疼。右肩胛骨疼不算（心脏的事儿）。

患　者：我当时犯病是右边疼，牙疼。

阮教授：你注意一点，把血糖、血压控制好了，不要犯心律不齐，不然就容易室颤了。瓜蒌 30g，桂枝 6g，天冬 10g，五味子 10g，丹参 20g，鳖甲 30g，绞股蓝 15g，枸杞 15g，钩藤 10g，葶苈子 10g，泽泻 30g，前胡 10g，炙甘草 10g。先吃 7 剂药看看吧。

患　者：行，谢谢。

二　诊　2014 年 6 月 12 日

阮教授：最近血压控制的怎么样？

患　者：还好，刚才量的是 140/70mmHg。昨天晚上不行，心脏不好受，血压就高了，159/70mmHg，心率是 59 次 / 分。

阮教授：吃降压药了吗？

患　者：吃了，氯沙坦钾片，100mg 的，我吃了 1/4。平常没事，您看我自己记录的血压：131/69mmHg，130/68mmHg……控制得都还可以。

阮教授：血压高多少年了？

患　者：得有 10 多年了。

阮教授：你犯病的时候觉得心率快吗？

患　者：没觉得快。上次室颤的时候，我两点半到的医院，当时就是右肩膀疼，心里难受得就像是小腿抽筋似的，也没觉得心跳快啊、出汗啊，随后就没有意识了。

阮教授：你的肩膀是经常疼还是就那一次？

患　者：在犯病之前就经常疼，胳膊抬不上去。

阮教授：疼了多少年了？

患　者：才有 1 个多月。

阮教授：是连续疼吗？还是断断续续得疼？

患　者：也不是总疼，就是抬胳膊时不得劲。我也曾看过骨科，用烤电之类的方法治疗以后已经好多了。

阮教授：下了一个支架之后，你还难受吗？

患　者：胸前有点疼，后背疼，不过没到流大汗那种程度。这个是我 5 月 16 日在天津市胸科医院做的心电图，您看看。

阮教授：广泛 T 波低平，（心肌）缺血。现在感觉怎么样了？

患　者：吃您这药之后疼得减轻了很多。有时候右边还是有点不得劲儿，还隐隐约约得疼，不过疼得不太厉害；有时候胸口左边还有左肩胛骨疼；有时候心里"突突突"跳几下，偶尔"突"地跳一下又不跳了，挺难受的；有时候胃有点堵得慌，打了嗝就舒服一些。

阮教授：平时腿肿不肿？

患　者：平时早上起来不肿，晚上有一点儿。我还有点儿静脉曲张，腿疼。

阮教授：给我看看你的舌头。舌暗红，苔白。弦数脉。你心脏不好的时候肩膀疼不疼？

患　者：心脏不好的时候胳膊是不得劲。

阮教授：吃饭怎么样？

患　者：吃饭没问题。

阮教授：睡觉呢？

患　者：睡觉不行。每天吃一片舒乐安定，能睡两三个小时。晚上得起来去一次厕所，不过躺下还能睡。梦多。

阮教授：行，先吃药看看。

　　　　川断（即续断）15g，天冬10g，丹参10g，川芎10g，鳖甲30g，绞股蓝15g，刺五加15g，枸杞15g，前胡10g，瓜蒌30g，葶苈子10g，泽泻30g，防己10g，黄连15g，知母15g，海藻10g。

　　按：本案患者虽然通过冠脉支架介入治疗，解决了当时非常迫切的血瘀病理变化，但其本虚标实、气滞血瘀的证机仍然存在，且有相应的症状。而PCI术后耗伤气血，加之患者年过七旬，脾肾渐亏，精气不足，结合舌脉特点，当以脏腑气血阴阳亏虚为本，瘀血闭阻心脉为标，故辨证为气虚血瘀证，治疗宜益肾健脾以补虚、软坚散结以治标，选用阮教授自拟"冠心病方加减"。方中瓜蒌利气开郁，能导痰浊下行而奏宽胸散结之功；桂枝温通经脉；天冬养阴润燥；五味子益气生津，补肾宁心；枸杞滋肝肾之阴，平补肾精；绞股蓝、鳖甲、丹参软坚散结；钩藤清热平肝，现代药理研究显示其具有降压作用；葶苈子泻肺平喘，利水消肿；泽泻利水渗湿，泻肾经虚火；前胡降气化痰；炙甘草补脾益气，调和诸药。一周后患者二诊见效，故继守前方，随证加减。考虑患者高血压病史，桂枝温热，通阳之余难免助肝火气逆，故去桂枝，加黄连10g、知母15g清热养阴，加川断增强补肾填精之力，海藻软坚散结，川芎行气活血等以巩固疗效，佐刺五加养心安神，改善睡眠。总之，阮教授治疗胸痹心痛病，虽以"益肾健脾，软坚散结"为大法，但又不拘泥于此法，还与辨证论治相结合，分清标本主次，轻重缓急，使全方补肾健脾而不敛邪，散结消瘀而不伤正，标本兼顾。

4. 益肾健脾、活血化瘀法辨治胸痹心痛病案一则

高某　男　81岁

初　诊　2013年5月23日

阮教授：您怎么不舒服啊？

患　者：我一活动心脏就不舒服，好像很憋闷、心慌。

阮教授：疼不疼？

患　者：没感觉疼。

阮教授：后背呢？

患　者：有一次感觉后背有一点疼，过了一会儿就没事了。

阮教授：血压好吗？

患　者：血压正常，上星期单位体检的时候是110/70mmHg。

阮教授：血脂、血糖怎么样？正常吗？

患　者：没查过。

阮教授：以前做过什么检查，带着检查结果了吗？

患　者：有个冠脉CT的报告，您看看，在天津市中国人民解放军第四六四医院做的。

学　生：老师，他的报告是"冠状动脉单支起源异常，圆锥支单独开口于右窦；右冠近段中－重度狭窄，左前降近段50%狭窄"。

阮教授：你难受有多长时间了？

患　者：2年多了。

阮教授：活动多了难受吗？

患　者：活动不了，一动心里就不好受，走路也不行。

阮教授：一动怎么不好受？走路不行是怎么个"不行"？

患　者：就是心里憋闷。

阮教授：停下来是不是好一点？

患　者：停一会儿就可以缓解了，睡觉也没什么事。

阮教授：多大年纪了？

患　者：81岁了。

阮教授：伸舌头我看看。舌暗，苔白腻，脉弦细少力。

阮教授：吃过西药吗？

患　者：没吃西药。上一次在天津市胸科医院检查的时候，医生给开过西药，不过不
　　　　管用，所以没继续吃。

阮教授：什么西药呢？

学　生：阿司匹林，氯吡格雷，辛伐他汀，倍他乐克。

阮教授：嗯，阿司匹林和氯吡格雷这两个药都有。你吃这两个药多长时间了？

患　者：没吃多长时间，就他给我的这点药，吃完就不吃了，我就吃中药了。

阮教授：单纯吃中药效果不如中、西药都吃好。因为你心脏的血管好多都是不正常
　　　　的，好多处都有点狭窄，有的堵得很厉害，有的堵得轻点儿，不止一处。
　　　　你的活动量也不要太大，慢慢活动。

患　者：不敢动作大了。最近我还瘦了，你看我的胳膊，太瘦了。

阮教授：多长时间，瘦了多少？

患　者：一年瘦了得八九斤吧，原来我是一百一十多斤，现在一百零几斤。

阮教授：那你吃饭好吗？

患　者：吃饭吃不多。

阮教授：口渴吗？

患　者：不口渴。

阮教授：有的人是年纪老了以后就瘦下来了，主要是消化功能减退了。你吃得挺好
　　　　的，但是吸收不了。现在我看你变瘦的问题不是很大，主要是心脏。先吃
　　　　一个阶段的汤药吧。你得把西药配合着一起吃，起码得吃阿司匹林。

　　　　绞股蓝 10g，鳖甲 30g，丹参 20g，赤芍 20g，红花 6g，女贞子 20g，山萸
　　　　肉 10g，巴戟天 10g，淫羊藿 10g，党参 15g，五味子 10g，砂仁 3g。

患　者：行，您这药有什么忌口吗？

阮教授：没什么忌口，西药和中药隔开点时间就行。心疼起来的时候注意一点，不要
　　　　活动太大。一般油腻的东西少吃，多吃点青菜，鸡蛋也不要吃太多，一天
　　　　吃一个就行。

患　者：这个药是空腹吃吗？

学　生：饭后吃吧。中药和西药错开半小时就行。

二 诊 2013 年 5 月 30 日

阮教授：吃完药以后感觉怎么样？

患　者：感觉变化不是很大。

阮教授：你有什么不舒服的地方？

患　者：就是走路的时候，心脏还是有点憋气，有时候心慌。

阮教授：累了会加重吗？

患　者：会。

阮教授：上三楼行吗？

患　者：不行，平路走都不行。走长了、走快一点儿都不行，慢点儿走没事。

阮教授：血压怎么样？

患　者：刚量的是 135/65mmHg。我原来什么病都没有，退休以后又干了十多年，从 2010 年开始心脏难受。

阮教授：我看看舌头。舌暗，苔白腻，脉弦细。

学　生：老师，这是他体检报告，基本上还可以。心电图有缺血，ST 段下移，主动脉硬化；前列腺有增生；血常规提示轻度贫血，红细胞偏低，白细胞也偏低；血脂、血液黏度都不高。

阮教授：嗯。腿肿吗？

患　者：不肿。

阮教授：还有别的不舒服吗？

患　者：没有。

阮教授：大便好吗？

患　者：大便两天解一次。

阮教授：吃饭好吗？

患　者：吃饭还可以，就是饭量小。

阮教授：睡觉呢？

患　者：睡觉没问题。

阮教授：瓜蒌 30g，天冬 10g，五味子 10g，丹参 20g，赤芍 20g，川芎 10g，云苓 15g，海藻 10g，女贞子 20g，山萸肉 15g，党参 15g，知母 10g，炙甘草 6g。

家　属：这次的药还忌口吗？

学　生：不要吃有刺激性的食物，比如辣的。喝汤药的时候，尽量也不要喝茶了。

患　者：就喝白水吗？

学　生：嗯。

患　者：饮食方面呢？

学　生：清淡饮食就行。

患　者：好，请您先开7剂药吧，我1周后再来。

三　诊　2013年6月6日

阮教授：最近感觉怎么样？

患　者：还是有点憋气。

阮教授：什么时候憋气？活动的时候？

患　者：对。

阮教授：吃饭以后呢？

患　者：最近吃完饭以后，心里有不好受的感觉，也不是疼。

阮教授：胃疼吗？

患　者：不疼。

阮教授：血压低不低呀？

患　者：血压不低，刚才量的是130/80mmHg。

阮教授：有糖尿病吗？

患　者：没有。现在我不能干活，一动就难受。比如我一擦地就心慌，上不来气。坐着就一点儿事也没有。

阮教授：别擦地了，干点轻的，重活儿别干了。

患　者：我干轻的活儿都不行。

阮教授：擦地就不是轻活啦。腿肿不肿？

患　者：不肿。

阮教授：吃饭好吗？

患　者：吃饭还行，就是吃得少，不敢吃多。有时候吃完饭，心里就不太好受。

阮教授：不要吃太多啊，而且不要吃太硬的食物。别的还有什么难受的吗？睡觉怎么样？

患　者：没别的难受的了。睡觉没事。

阮教授：绞股蓝 10g，鳖甲 30g，丹参 30g，五味子 10g，女贞子 20g，海藻 10g，夏枯草 15g，云苓 10g，制首乌 10g，炙甘草 6g。

家　属：还配其他的药吗？

阮教授：他吃西药了吗？

家　属：只吃了阿司匹林。

阮教授：依姆多、合心爽（盐酸地尔硫草片）之类的也没吃过是吗？

家　属：没有。

阮教授：你看他难受的时候，给他含 1 片硝酸甘油，看看能不能缓解。如果缓解的话，下次给他加一点西药。

家　属：他有时候不好受了、憋气了，吃点速效救心丸就好一些。

阮教授：还是吃硝酸甘油吧，1 次吃 1 片。如果吃完好受了，下次我给他加点药。如果 3~5 分钟不管用，下次就不用吃了。你再定期给他查一查，让他睡好觉，别累着。

四　诊　2013 年 6 月 13 日

阮教授：现在怎么不舒服呀？

患　者：这段时间吃您开的药感觉挺好的，基本上没有什么情况了。现在偶尔会憋气，比以前好多了。

阮教授：什么时候会憋气？活动多了吗？

患　者：走路走着走着，心脏就不好受了。有时候吃得不对了，心脏也会出现反应。坐一坐，休息一会儿就缓解了。

阮教授：不要吃太硬的，一次不要吃太多。

患　者：不敢吃太多。

阮教授：夜里难受吗？

患　者：夜间没事。

阮教授：疼吗？

患　者：不疼。

阮教授：憋气的时候多不多？

患　者：不多，不动一点儿事都没有。

阮教授：给我看看舌头。舌暗苔白。晚上心跳慢吗？难受吗？

患　者：不难受。

阮教授：弦缓脉。吃饭好吗？

患　者：吃饭没问题，只是吃得少一点。

阮教授：睡觉好吗？

患　者：睡觉还行，晚上只起夜一次。

阮教授：血脂高不高？

患　者：不高，稍微有点贫血。

阮教授：绞股蓝 10g，鳖甲 30g，丹参 20g，川芎 10g，女贞子 20g，五味子 10g，云苓 10g，海藻 10g，炙甘草 6g。

　　按：本病中医当辨为胸痹心痛病，脾肾阳虚兼痰瘀互结证。患者年过八旬，肾气衰减，精血亏虚，肾阳虚弱，不能鼓舞五脏之阳，则心脉失于温养，胸阳不振，气机不畅，血行瘀阻引发心悸、胸闷，动辄加重，静息缓解，最终发展为胸痹。肾为人体先天之本，内藏真阴真阳，在人的生长过程中，肾是最重要的，其他脏器皆借助肾的功能发挥自己的作用。脾主运化，化生精微。患者查血常规示轻度贫血，而全身各部皆受血液的滋养。结合患者病情，综上推知，治当以补肾健脾、活血化瘀为要。方中绞股蓝、鳖甲软坚散结；巴戟天、淫羊藿、山萸肉温补肾阳，党参、女贞子、五味子益气养阴；丹参、赤芍、红花活血祛瘀，砂仁健脾化湿和胃。诸药合用，共奏温补肾阳、健脾软坚、活血化瘀之用。阮教授针对患者症状，多层次、多靶点调节，以期从根本上缓解病情，提高疗效。二诊考虑患者心功能受损，心肌氧耗供求失衡，故在原方治疗法则的基础上加用育心、养心之品。瓜蒌宽胸散结，也有保护心肌的作用，为阮教授"育心保脉"理论中的代表药物；"邪之所凑，其气必虚"，患者病证以虚为本，但标实症状为主时，要侧重于软坚散结法的运用。待患者服药症状稳定后，再减少海藻、夏枯草等软坚散结药物，并加用桑寄生、枸杞子、炙黄芪等药，转而偏向补肾益气之法。总之，此案患者非短期中药治疗可迅速缓解，可中西医结合，各取所长，共同调治。

5. 益气养阴、疏肝解郁法治疗胸痹病案一则

程某　女　42岁

初　诊　2013年2月21日

阮教授：你怎么不舒服？

患　者：有时候心脏疼，还喘大气，也做了心电图什么的，说是没事。

阮教授：这种情况出现多久了？

患　者：得有小半年了。

阮教授：经常疼吗？

患　者：时不时地会疼。有时候累了就疼，还想喘大气，深呼吸就会好受点儿。

阮教授：咳嗽吗？

患　者：不咳嗽。

阮教授：还有别的难受吗？

患　者：睡眠不好。入睡比较困难，而且睡眠特别浅。有一段时间月经颜色特别深，现在还有血块。

阮教授：来月经的时候肚子疼吗？

患　者：每次来之前和快结束的时候，这里（用手指向小腹左侧）都会突然剧痛。

阮教授：查过妇科吗？附件有什么问题吗？

患　者：我们每年都体检，没问题。

阮教授：你正式到妇科查过吗？有子宫内膜异位症吗？

患　者：查过，没有啊。

阮教授：你再说一下你的心脏是怎么疼？

患　者：一下子疼得不敢动，得等一会儿才敢活动。有时候，还感到连着左臂疼。

阮教授：皮肤有变化吗？有小疙瘩吗？

患　者：没有。

阮教授：有乳腺增生吗？

患　者：没有。

阮教授：这个疼和吃饭有关系吗？

患　者：没有。

阮教授：你感觉这个疼是在皮肤表面还是在里面？

患　者：在里面。

阮教授：都是什么时候疼？

患　者：我现在跟您说话的时候就疼着呐，但不厉害。

阮教授：之前长过小水泡吗？

患　者：长过，我两年前长过带状疱疹。

阮教授：你这可能是带状疱疹的后遗症。

患　者：可我不是长在这个部位的。

阮教授：带状疱疹沿着神经长，不过你这个也不好判定，也有可能是肋间神经疼。

患　者：您觉得和心脏没关系是吗？

阮教授：对。

患　者：那我这个脉这么沉呢？

阮教授：脉沉与你的体质有关，气血不足，与疼痛无关。你吃饭怎么样？

患　者：吃饭还行。

阮教授：沉缓脉。大便怎么样？

患　者：大便是稀的，1天1次。

阮教授：黄芪 20g，天冬 15g，当归 10g，红花 6g，白芍 20g，元胡 10g，白术 20g，郁金 10g，香附 10g，茯苓 15g，半夏 6g，炙甘草 6g。

　　　　另外，你的情况是气血不和，局部的疼痛如果和带状疱疹无关的话，那就是肋间神经的问题了。

患　者：那有什么办法呢？

阮教授：你吃点维生素 B_1 吧，剂量大一点。

患　者：哎，好嘞，谢谢您。

二　诊　2013 年 2 月 28 日

患　者：上次吃完您的药好多了，就又过来了。

阮教授：好的。嗓子疼吗？

患　者：不疼。

阮教授：现在哪儿难受了？

患　者：我总觉得累，休息不过来。

阮教授：脉怎么这么沉——这叫伏脉了。大便怎么样？

患　者：大便好啦。

阮教授：睡觉呢？

患　者：睡觉质量还行。

阮教授：胃口好吗？

患　者：胃口还行。

阮教授：瓜蒌皮 30g，天冬 10g，川芎 10g，当归 10g，生地 20g，香附 10g，赤芍 10g，
　　　　女贞子 15g，旱莲草 10g，枣仁 30g，佛手 10g，炙甘草 6g。

患　者：谢谢您。

三　诊　2013 年 3 月 7 日

患　者：我是第 3 次来了。喝了您的药，疼已经特别见好了，但最近我胃口不太好。

阮教授：你过去胃口怎么样啊？

患　者：以前胃口一直挺好的。

阮教授：最近吃饭怎么样？

患　者：吃饭还行，就是吃完饭有时候反酸。

阮教授：你主要吃什么东西啊？有偏食吗？

患　者：不偏食，有时候吃完甜的就反酸。

阮教授：那这些甜的、凉的就尽量少吃吧。嗯，沉细脉。消化怎么样？

患　者：还行。

阮教授：你吃饭要注意点。

患　者：最近不知道是不是工作的原因，特别容易烦躁。

阮教授：白芍 20g，茯苓 10g，厚朴 10g，大贝（即浙贝）15g，煅牡蛎 30g，吴茱萸
　　　　3g，菊花 10g，青蒿 10g，炒莱菔子 10g，香附 10g，当归 10g，百合 20g，
　　　　酸枣仁 30g，生甘草 6g。
　　　　你要注意饮食，劳逸结合，适当地运动一下。甜的、凉的也都注意点，尽
　　　　量少吃。

患　者：那好，谢谢您了。

按：患者年逾四十，气阴渐亏，加之操劳更耗气伤阴。气血不足，肝失调达，多致气郁，进而血瘀。气血瘀滞，阻于胸中，则见局部刺痛。肝气不舒，横逆犯胃，则见胃痛、反酸、呕恶等症。行经腹痛、血色深、有血块、善太息、舌有瘀斑等症，皆是气滞血瘀的表现。阮教授认为，在疾病的诊断过程中，除了要贯彻传统望闻问切的诊疗方法外，现代先进仪器为诊治疾病提供了必要的客观检查作为参考，可较准确地掌握病情。在面对病情较复杂、并发症较多的患者时，阮教授提出要学会"找主症，抓重点"。

本案患者心前区不适，胸闷、气短，且劳累后加重，易与传统意义上的心血管疾病混淆，阮教授结合患者年龄及其他检查，通过详细的问诊进行鉴别诊断，并针对其特殊生理，以柴胡疏肝散为基础方加用四物汤，以益气养阴、益气活血。四物汤为妇科常用方，作用是调经养血、活血镇痛。其中，当归味甘，性温，有补血活血、调经止痛的作用。《本草正义》中记载："当归，其味甘而重，故专能补血，其气轻而辛，故又能行血，补中有动，行中有补，诚血中之气药，亦血中之圣药也。"

第二卷

心悸案诊疗实录

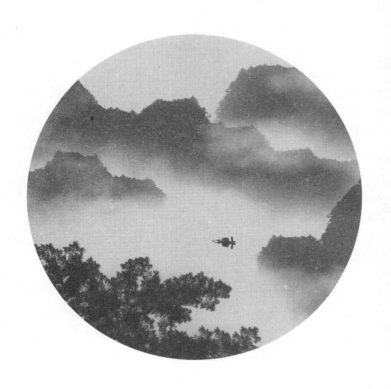

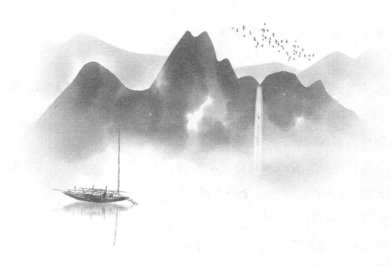

1. 益气养阴法治疗房颤病案一则

顾某　女　62岁

初　诊　2014年4月24日

阮教授：怎么不舒服了？

患　者：头有点儿晕，左半边头疼，右手有点儿麻。

阮教授：血压高吗？

患　者：高，155/90mmHg。

阮教授：多少年了？

患　者：20多年了。

阮教授：多大岁数？

患　者：62岁。

阮教授：那你怎么发现血压高起来的？

患　者：有一回生气，睡不着觉，转天就开始脑袋疼，一量发现血压高了。

阮教授：情绪不稳定？

患　者：对。

阮教授：最高有多高？

患　者：高压（收缩压）170~180mmHg吧，低压（舒张压）110~120mmHg。

阮教授：你家里人有没有血压高的？

患　者：我爸我妈都血压高，而且他们都有心脏病。

阮教授：你现在吃着降压药吗？

患　者：吃了。我的血压忽高忽低，大夫说血压高的时候吃上一片，不太高的时候吃半片，血压低了就别吃。我这段时间吃药吃得挺好的，高压（收缩压）140~150mmHg 左右，没超过 160mmHg。

阮教授：你什么时候会感到不舒服？

患　者：一累就犯病。前两天我感觉挺好的，就洗了两件衣服，然后就犯了，持续了大约 25 分钟，心率每分钟大概 140 多下。

阮教授：你现在还有什么症状？

患　者：就这些，没别的了。

阮教授：你现在能不能把西药暂时停了，吃点儿中药？

患　者：可以啊。

阮教授：你慢慢停下来，别一下就停，因为中药药效慢。我看看舌头，舌暗苔白。睡眠怎么样？

患　者：睡眠不行，只要醒了就睡不着。

阮教授：弦脉。你原来有房颤吗？

患　者：曾经有过。现在没有了。

阮教授：以前有的时候，是休息的时候多，还是活动的时候多？

患　者：休息的时候多，活动的时候不多。

阮教授：吃饭怎么样？

患　者：吃饭还行。

阮教授：当归 15g，牡丹皮 15g，夏枯草 15g，钩藤 10g，牛膝 15g，香附 10g，淫羊藿 10g，丹参 20g，川断 15g，僵蚕 15g，黄芩 15g，坤草 15g，防己 15g，茵陈 30g，远志 10g，百合 30g，枣仁 30g，炙甘草 10g。

　　　　我跟你讲啊，平常别着急，轻轻地活动，没事儿稍微出去溜达一下。

患　者：我的气不够用的。有的时候后背还疼，就跟岔气似的。

阮教授：情绪稳定点儿，吃点儿药慢慢调，血压能下来。你这种情况不能总吃西药了。

患　者：我这血压只吃您的中药不吃西药了行不行？

阮教授：你先试试。中药不是很快，西药得慢慢停下来。你吃药的时候别着急、别生气，加强点儿活动。

患　者：好的，谢谢您。

二 诊 2014 年 5 月 22 日

阮教授：血压还高吗？

患　者：上次量的是 150/90mmHg，这次 135/80mmHg。

阮教授：你房颤是从什么时候犯的？

患　者：去年 10 月份。

阮教授：以前没有吗？

患　者：以前偶尔也有，但我没拿它当回事儿。

阮教授：你是什么时候开始发病的？

患　者：2011 年的年底。

阮教授：每次会持续多长时间？

患　者：这个真不一定。有时候几分钟就过去了，有时候两三个小时也过不去。什么时候发作我也不知道，也没有预兆。

阮教授：发作时最长持续多长时间？

患　者：2、3 个小时吧。

阮教授：过去心脏有毛病吗？

患　者：没有。

阮教授：胸口这儿疼不疼？

患　者：不疼，但有时候后背疼。不用吃药，一会儿就过去了。

阮教授：嗯。舌暗苔白。

患　者：我这几天喝您开的汤药，犯的时间比以前短了，一小会儿就过去了。做 Holter（即"动态心电图"）的时候犯的时间长，犯了 1 个多小时。

学　生：他的 Holter 显示平均心率 68 次/分，最小心率 45 次/分，最大心率 111 次/分，是下午 4 点 58 分发生的。室上性早搏有 32 个，还有 3 个阵发性房性心动过速。

阮教授：你每次发病的时候，是自己好起来的还是用了药好起来的？

患　者：自己好起来的。

阮教授：你大便情况好吗？

患　者：大便不成形。

阮教授：你高血压吃西药了吗？

患　者：我这段时间只吃您的中药了，最高也没超过 150mmHg，挺平稳的。

阮教授：最好是 140mmHg 以下。你睡眠怎么样？

患　者：比之前好一点儿，但是醒了还是睡不着。

阮教授：夏枯草 15g，绞股蓝 10g，鳖甲 30g，牡丹皮 15g，牛膝 15g，丹参 20g，茵陈 30g，知母 15g，苦参 15g，百合 30g，酸枣仁 30g，远志 10g，当归 10g，炙甘草 6g，补骨脂 10g。

患　者：我这个病多长时间能好？

阮教授：房颤发作的时间间隔慢慢长起来了，犯的时间短了，慢慢就过来了。

三　诊　2014 年 6 月 19 日

阮教授：房颤还经常发作吗？

患　者：已经好很多了。

阮教授：几天发作一回？

患　者：3、4 天。但是不像以前持续时间那么长，一小会儿就过去了。

阮教授：最近血压控制还行吗？

患　者：还行，吃了您的中药血压很平稳了，最高没超过 150mmHg，刚量的 125/75mmHg。

阮教授：你常咳嗽吗？

患　者：不是，这两天吹着了，有点儿热伤风。

阮教授：不发作的时候有没有不舒服？

患　者：出汗多，哗哗地出汗，跟洗了澡一样，头发、全身都湿透了。

阮教授：出汗是一阵一阵的，还是持续的？

患　者：一阵一阵的。做饭的时候，用点儿力气或者上下楼的时候，汗就顺着脖子流下来了，有时候吃饭汗珠能滴到碗里。

阮教授：睡眠好吗？

患　者：比以前好多了。

阮教授：炙黄芪 30g，浮小麦 30g，当归 10g，川芎 10g，香附 10g，夏枯草 15g，牛膝 15g，茵陈 30g，防己 15g，钩藤 15g，川断 15g，坤草 15g，炙甘草 6g。

患　者：好的，谢谢您。

按：此患者平时情绪不稳定，易激动，初感不适是由于一次生气引起的，此为肝阳上亢；平时睡眠时间少，质量差，加上肝阳的消耗，导致肝肾阴精长期消耗，最终导致气短乏力。舌暗为内有瘀血，脉弦为肝气郁滞。此患者西医诊断为心房颤动，与高血压联系密切。故阮教授治疗时以滋阴潜阳为主，选用钩藤、僵蚕、香附等疏肝解郁，使肝气条达通畅；益母草、丹参、牡丹皮活血化瘀，从而使肝功能正常；川断、淫羊藿、牛膝滋补肝肾、强筋骨，从而治疗肝肾亏虚；百合、枣仁滋阴，清心安神，治疗失眠多梦；夏枯草、防己临床均可用于治疗高血压。此方重在调节阴阳平衡，从而使人体功能正常。二诊时患者表述房颤明显改善，血压也较平稳，在原方基础上去掉淫羊藿、川断、牛膝等滋补肝肾的药，加上鳖甲、知母、炙甘草等滋补阴血的药物，同时加上苦参调节心率。三诊患者述自汗现象明显加重，此为阴虚火旺所致，故阮教授在方药中又加香附、钩藤等疏肝解郁，以牛膝、川断等滋补肝肾，同时加浮小麦除虚热、止汗。

2. 益肾健脾、育心保脉法治疗室性早搏病案一则

张某　女　60岁

初　诊　2012年12月27日

阮教授：你以前来过吗？

患　者：没有，第一次来。

阮教授：哪里不舒服？

患　者：心脏难受，头晕，气短，腹胀3年多了。

阮教授：心脏怎么难受？

患　者：早搏。

阮教授：你什么时候有的早搏？

患　者：5年了吧。心脏"咚咚咚"地跳，跳得很厉害，睡不了觉。

阮教授：都什么时候心慌？

患　者：一活动就心慌得厉害，饿了也慌，还头晕，恶心，想吐。

阮教授：心慌的时候出汗吗？

患　者：不出汗，只是头晕。

阮教授：你血压怎么样？

患　者：血压以前是低的，现在正常点儿了。刚量的 130/80mmHg。以前最低的时候到过 86/52mmHg。我以前早起吃饭就心慌，头晕。

阮教授：前胸、后背疼不疼？憋不憋气？

患　者：不疼，有时候有点儿气短。我以前有点儿贫血，胆固醇高，别的还行。

阮教授：血糖多少？

患　者：有点儿高，具体高多少不记得了。

阮教授：你腹胀是饭前胀还是饭后胀？

患　者：都在胀。

阮教授：吃东西怎么样？

患　者：吃东西还行。

阮教授：肚子疼不疼？

患　者：不疼。

阮教授：打嗝吗？

患　者：打嗝。肚子常"咕噜咕噜"响，有时候搞得我睡不了觉。也不疼，都是气。放屁多，放出来了还痛快，有的时候放不出来，气就朝上顶，顶的感觉喘不上气来。别的大夫说我是慢性胃炎。

阮教授：大便怎么样？

患　者：现在好了，以前干。我吃青菜挺多的，挺注意营养的。

阮教授：你做过胃镜检查吗？

患　者：3 年前做过，没事儿。

阮教授：今年多大岁数？

患　者：60 岁。

阮教授：3 年前你的胃口怎么样？

患　者：不是太好。每天下午 4 点以后就开始胀气，到了晚上睡觉就没事儿了。2009 年有一次吃多了，吃完还生气了，从那以后就厉害了。

阮教授：现在情绪怎么样？

患　者：压力比较大，脾气急，急得不得了。有时候这个火就抑制不住，有点事儿就急，一急就头晕，心慌。

阮教授：睡眠怎么样？

患　者：睡眠不好。很少能睡一宿安稳觉，偶尔也有一宿都睡不着的时候。有时浑身憋得慌，脚特别凉，不放暖水袋睡不了觉。

阮教授：还有什么不舒服的？

患　者：夜里睡觉，凌晨三四点钟的时候，我的手指头都是麻的。偶尔有几次十二点到凌晨两点的时候，心脏不得劲儿，也不是疼，好像是堵得慌。

阮教授：行，知道了。你这是弦脉。你的心脏稍微有点儿毛病，而且还有点儿缺血。我给你开点儿药，你先吃7服吧。

　　　　当归 10g，杭芍 30g，云苓 15g，丹参 20g，川芎 10g，补骨脂 10g，香附 10g，枳壳 10g，炒莱菔子 10g，降香 10g，白豆蔻 15g，紫石英 20g。

患　者：行，谢谢您。

二　诊　2013 年 1 月 3 日

患　者：我吃了您一个星期的药了。

阮教授：哦，那好点儿没？

患　者：好多了。1月1日我去唱卡拉 OK，结果又犯了，心跳得厉害，还出了一场大汗，之后就一宿没睡。刚才量的血压高起来了，160/70mmHg。

阮教授：对脑子有刺激性的，还有人多的地方，最好别去。腹胀怎么样了？

患　者：好多了。

阮教授：脾气还是急？

患　者：急躁，急得不得了，火气太大，眼干口干，早晨起来痰特别多，吐黄痰。

阮教授：咳嗽吗？

患　者：不咳嗽。

阮教授：痰有多长时间了？

患　者：3个多月了。鼻子痛，有黄鼻涕。

阮教授：头疼吗？

患　者：头不痛。眼胀，发酸。

阮教授：你的鼻子有问题，找个大夫好好看一下。

患　者：我大便也不太好。

阮教授：大便怎么不好？

患　者：干，有时候 3 天 1 次。

阮教授：好的。她是个弦脉。吃东西的时候注意点儿。肚子疼不疼？

患　者：不疼，就是偶尔胀气。放了屁就舒服，下不去就难受。

阮教授：当归 10g，杭芍 20g，丹参 20g，生地 20g，川芎 10g，补骨脂 10g，香附 10g，
　　　　山萸肉 10g，厚朴 10g，大便干，加郁李仁 10g，山药 10g，紫石英 15g，白
　　　　豆蔻 6g，首乌藤 30g，炒莱菔子 10g。

患　者：我头晕是怎么回事儿？

阮教授：和气血不足有关系。

　　　　按：患者初诊自述因饭后生气导致胃胀难受，自觉心脏跳动明显，西医诊断为室
性早搏，中医诊为心悸。根据阮教授"益肾健脾，育心保脉"的治疗原则，选用茯
苓、当归等益脾，补骨脂固肾，香附疏肝行气，莱菔子、降香等药破积行气，紫石英
镇定安神。以行气药为主的同时健脾益肾，从而达到改善血液循环的目的。二诊时患
者自述睡眠差、心烦，阮教授判断患者胃胀乃为饮食所致，故在消食导滞的基础上加
首乌藤，增强其镇静安神的作用，余仍以补肾健脾为主。

3. 软坚散结法治疗复发性房颤病案一则

顾某　男　79 岁

初　诊　2013 年 9 月 21 日

阮教授：你怎么不好了？

患　者：我 1993 年得的房颤，当时也是您给我看的，吃药好了。2005 年退休到现
　　　　在，8 年再没犯。今年 6 月份又犯了。

阮教授：心电图都是发作的时候做的，你不发作的时候做过吗？

患　者：没有。

阮教授：最好不发作的时候也做一个。因为你发作的时候做的就显示是房颤，看不出
　　　　正常的时候心电图是怎么样。你不发作的时候还有什么不舒服吗？

患　者：没感觉，我发作的时候都没感觉。这次是低头下去拿东西，结果眼前一摸
　　　　黑。不然，我还不知道自己房颤。

阮教授：你这种情况有时候没规律，不一定什么时候就发作了。自己能恢复吗？

患　者：自己恢复不了，要吃药的。

阮教授：你只是吃药，还需要去医院输液吗？

患　者：没有输液，就吃今年在国外的时候给我开的西药。现在吃这个西药5个月了，没恢复正常。

阮教授：你是不是最近没有不发作的时候？是不是持续了一段时间？

患　者：对对对，5个月了。

阮教授：5个月没好过？

患　者：我自己没什么感觉，但是一做心电图就是房颤。

阮教授：过去血压高吗？

患　者：血压不高。我有糖尿病，现在吃药呢。

阮教授：血糖是多少？

患　者：空腹不吃药七点几，最高到八点几，饭后最高到二十，糖化血红蛋白是六点几。

阮教授：你得糖尿病多少年了？发现的时候多高？

患　者：2006年发现，到现在7年了。发现时空腹是7.5~7.8mmol/L，接近8mmol/L，但很少到8mmol/L的。

阮教授：你现在吃什么降糖药？

患　者：现在吃着国外买的药，是二甲双胍类的。

阮教授：只吃二甲双胍？没吃别的？

患　者：没有。

阮教授：那你血糖控制的怎么样？

患　者：挺好的，6.7mmol/L、6.8mmol/L那样。我爱吃点甜的，要是控制一下，一点甜的不吃，能到6.2mmol/L。

学　生：老师，他在国外查的，血红蛋白低。回国之后做的这个彩超提示双侧颈总动脉、颈内动脉、颈外动脉硬化，多发斑块。心脏彩超是左房、右房扩大，三尖瓣反流轻度，二尖瓣反流轻度，心律失常。

阮教授：两个心房都大，你确定血压过去没高过？

患　者：没高过，一直不高。

阮教授：看你这是持续性房颤，持续的时候就不要矫正了，矫正反倒没好处。

患　者：那能不能吃中药调呢？

阮教授：现在不敢给你调了，因为你这房颤时间久了，心脏扩大了，心脏里头会凝成小血块，小血块一旦出来，可能堵在脑子里头，出问题。注意点就行了，给你点活血化瘀药，尽量让你这血块少一点。动脉硬化是主要的，血糖看起来也是个原因，可能不是太重，正常生活可以的。我再给你加一点中药。

患　者：好的，那我现在治房颤的西药还吃吗？

阮教授：我的意见是不吃了。

患　者：好的，那喝点中药。

阮教授：绞股蓝 10g，鳖甲 30g，川芎 15g，丹皮 15g，姜黄 10g，地龙 15g，荔枝核 30g，桑叶 10g，元参 20g，远志 15g，红花 20g，女贞子 20g，白鲜皮 15g，炙甘草 10g。

患　者：吃这个药饮食有什么忌口的吗？

阮教授：一般没什么。

患　者：那喝茶呢？

阮教授：喝茶喝淡一点吧。

二　诊　2013 年 10 月 24 日

阮教授：现在怎么样？

患　者：挺好的。

阮教授：糖尿病呢？

患　者：糖尿病还是吃的二甲双胍类，基本控制在这个水平，一般能到 7mmol/L 以下，6.5mmol/L，6.6mmol/L 都可能。今天高一点，空腹是 7.5mmol/L，可能跟喝小米稀饭有关系。现在我心跳跳得快，早晨是 80~90 次 / 分，饭后是 105~110 次 / 分，半夜起夜时量一下是 75~77 次 / 分。不知道怎么回事。

阮教授：没疼过？

患　者：没有，我走路快一点儿就犯。

阮教授：（诊脉）弦数脉。心率总是快一点？

患　者：嗯。

阮教授：感觉心慌吗？

患　者：一般没有感觉。

阮教授：你降糖药一直没吃别的？

患　者：没吃别的。

阮教授：大便干吗？

患　者：大便不干。

阮教授：当归 10g，川芎 10g，车前子 15g，绞股蓝 10g，鳖甲 30g，云苓 15g，海藻
　　　　10g，荔枝核 30g，僵蚕 15g，地骨皮 15g，桑叶 10g，远志 10g。

患　者：阮教授，我左腿有点肿。

阮教授：你多大岁数？

患　者：我 79 岁了。

阮教授：有点肿不要紧。

患　者：行，谢谢呀。

三　诊　2013 年 11 月 21 日

阮教授：胸口疼吗？

患　者：不疼，稍微有点发闷，心跳快了就闷。

阮教授：血糖怎么样？

患　者：还是 7mmol/L 左右。

阮教授：你岁数大了，要一下子降到 6mmol/L 比较困难，平常还是要注意啊。最近感
　　　　觉怎么不好？

患　者：现在基本没什么不好的。

阮教授：你提着东西上楼时候喘不喘？

患　者：上楼没试过，我都在平地走。别的感觉倒不多，就是有时候发点闷。

阮教授：绞股蓝 10g，鳖甲 10g，川芎 10g，丹皮 15g，僵蚕 15g，地龙 15g，细辛 3g，
　　　　枸杞 15g，白鲜皮 15g，荔枝核 30g，桑叶 10g。
　　　　降糖药还按你原来那么吃，你吃药的时候，把饮食平衡了，固定了，要有
　　　　全麦，蔬菜多吃点，别吃土豆一类的，吃绿叶的。你看能不能把血糖再降
　　　　下来，降到 7mmol/L 以下就好了。

患　者：好的，谢谢您。

按：本病案阮教授采用软坚散结、理气活血法。患者房颤日久，心脏扩大，瘀血形成，阮教授采用化瘀合并抗纤维化抗瘀血形成之法稳定患者小血块，防止血栓经循环入脑，用绞股蓝益肾健脾，属于阮教授"育心保脉法"中的保脉药；鳖甲 30g，海藻 10g，起到软坚的作用，软化房颤日久形成的小血块；川芎 10g，僵蚕 15g，抗纤维化，减少小血块的形成；地龙能够散结，和鳖甲配伍起到软坚散结的作用；荔枝核理气活血，和桑叶都属于治疗糖尿病的特效药；茯苓可以健脾利水，实际上有养心的作用，能够保护将要凋亡的细胞，降低它的负荷；丹皮能够起到阿司匹林的效果；女贞子、枸杞配伍绞股蓝，都属于"育心保脉法"中的保脉药；枸杞滋补肝肾，润肺，现代研究显示可调整免疫、抗衰老，它的抗衰老作用主要体现在可以清除自由基。自由基是人体代谢产生的一种物质，后排出人体，枸杞有排出自由基的作用。在现代医学来说，清除自由基是抗老防衰的重要组成部分，还可降低胆固醇，清除血脂。阮教授认为，白鲜皮有促进心内膜生长的作用，属于阮教授"育心保脉法"中的育心药。远志用于镇静安神。

4. 滋补肝肾法治房颤病案一则

章某　男　87 岁

初　诊　2013 年 12 月 05 日

阮教授：您哪儿不舒服啊？

患　者：我这几天总是心慌，吃了药也不管事儿。

阮教授：都什么时候慌啊？

患　者：不知道什么时候，说犯就犯。我有房颤。

阮教授：房颤是在哪儿诊断的？

患　者：天津医科大学总医院。我以前就心慌，三十多年了，但是没这么严重过。

阮教授：三十多年前就房颤了？

患　者：这个，记不清了。反正那个时候就心慌，后来就告诉我是房颤。

阮教授：以前是怎么样的？现在怎么严重了？

患　者：以前的时候差不多两三天才犯一次，这次老犯，有的时候一天好几回。我自己吃的宁心宝胶囊，还喝了高丽参，还是不管用。

阮教授：犯病了自己能好吗？

患　者：能好。

阮教授：心慌的时候出汗吗？

患　者：不出，就是头晕，没劲儿，尤其是腿上，走不动道儿。

阮教授：胸口疼吗？

患　者：疼，跟针扎似的。

阮教授：后背呢？

患　者：后背不疼，就是有的时候脑鸣、耳鸣。

阮教授：胸闷憋气有吗？

患　者：有。

阮教授：胸口疼的时候吃什么药？

患　者：不用吃药，过十几分钟自己就好了。

阮教授：（诊脉）弦脉。平时血压高吗？

患　者：不高，我平时血压低，一般也就 90/60mmHg。

阮教授：做过什么检查没有？

家　属：他做过心脏彩超，说是左房扩大了，二、三尖瓣反流。

阮教授：血糖、血脂都有事儿吗？

患　者：都挺好的。

阮教授：你睡眠怎么样啊？

患　者：不太好，有时候得吃点儿舒乐安定才睡得着。

阮教授：吃饭香吗？

患　者：吃饭还可以。

阮教授：舌淡红，苔黄腻。大便怎么样啊？

患　者：大便不好，挺干的，2、3 天才解 1 次。

阮教授：你自己吃的那个药先停一停吧，先吃我给你开的中药。

　　　　寄生 15g，牛膝 15g，淫羊藿 10g，党参 15g，天冬 10g，知母 15g，丹皮 15g，五味子 10g，丹参 20g，海藻 10g，茵陈 30g，黄连 15g，苦参 15g，巴戟天 15g，肉苁蓉 15g，炙甘草 6g。

患　者：那高丽参我还喝不喝了？

阮教授：先不喝了。

患　者：好的，谢谢您！

二　诊　2013年12月12日

阮教授：感觉怎么样啦？

患　者：好多啦，犯得没那么多了，就是腿上还是没劲儿。

阮教授：胸口疼吗？

患　者：还疼，但是比以前好。也不胸闷了，也不怎么憋气了。

阮教授：还有哪儿不舒服？

患　者：您再给我调调这脑鸣、耳鸣。

阮教授：你血压怎么样？

患　者：我在家时一直低，不过今天量的是135/90mmHg。

家　属：阮教授，他记性不如原来好了。

阮教授：好的。睡眠怎么样？

患　者：还是不太好，睡不着。

阮教授：大便呢？

患　者：大便好多了。

阮教授：舌红，苔厚腻，脉弦数。

　　　　寄生15g，川断10g，淫羊藿10g，天冬10g，知母15g，丹皮15g，五味子10g，丹参20g，茵陈30g，黄连15g，巴戟天15g，肉苁蓉10g，钩藤15g，炙甘草10g。

　　按：本患者体虚邪实，年过八旬，肾气渐衰，肾阳虚衰，则不能鼓舞阳气，导致脾阳亦虚。脾肾俱虚，脾失健运，肾气失化，痰湿内生阻络，闭阻心脉而发病。心悸，胸闷乏力为气阴两虚；脾失健运，中焦生化受阻，脑失所养，则见眩晕，脑鸣，耳鸣，乏力，寐不安。寄生、淫羊藿、巴戟天、肉苁蓉益肾温阳，海藻消痰软坚，党参、天冬、五味子益阴敛阳，气阴双补；知母、丹皮滋阴清热；由于阳气不振，不能鼓舞营血畅达而导致经脉瘀阻，出现口唇紫暗，则酌加丹参、牛膝活血，使阳气得回，阴液得生，血脉得通；大便干结不调，湿热内郁，佐以茵陈、黄连、苦参清热利湿。全方鼓舞正气，涤痰散结，健脾益肾，共奏扶正祛邪、防衰老之功。二诊患者服药后胸闷憋气好转，二便调，偶有心前区刺痛，脑鸣、耳鸣减轻，出现记忆力减退。方中川断、淫羊藿、巴戟天、肉苁蓉益肾填髓；天冬、五味子、丹参滋阴养血，钩藤平肝潜阳熄风，牛膝、寄生补益肝肾以治本，黄连、知母、丹皮清心火以安神。

5. 益肾健脾法辨治房早病案一则

吴某 女 63岁

初 诊 2013年5月16日

阮教授：你怎么不好了？

患 者：我心慌，憋气，还胸口疼。

阮教授：胸口怎么疼？

患 者：就是隐隐约约觉着好像有点儿疼，倒不厉害，主要是心慌。

阮教授：后背疼吗？

患 者：后背也疼，有时右边头也疼。

阮教授：你疼的时候吃什么药吗？

患 者：有几分钟它自己就过去，不用吃药。

阮教授：胸闷憋气吗？

患 者：心慌的时候憋气，倒不闷。我是3月份的时候，有一天突然这心脏就"咚咚咚"地跳起来了，过了一会儿好了。我就到医院去查了个动态心电图，说是我有房性早搏，成对房早。打那之后就一直有心慌。

阮教授：都什么时候心慌？

患 者：有时候慌，有时候不慌，也没规律。

阮教授：心慌的时候出汗吗？

患 者：不出，有时候头晕。

阮教授：血压高吗？

患 者：不高，我以前身体一直挺健康的。

阮教授：还哪儿不舒服？

患 者：眼胀，头也胀，有时候燥热得慌，爱出汗，还腰酸，两边副乳也疼。

阮教授：（诊脉）脉弦细。睡眠怎么样？

患 者：不好。

阮教授：吃饭呢？

患　者：吃饭还行，但是我嘴里面总发甜，有的时候口干，喝点儿温水就好点儿。

阮教授：舌紫黯，苔薄白。大便怎么样？

患　者：还行，1天1回。

阮教授：炙鳖甲30g，海藻15g，茯苓15g，丹参20g，川芎10g，女贞子20g，旱莲草15g，当归10g，沉香6g，炙甘草6g。

　　　　这个药先开7剂，回去吃吃看。

患　者：好的，谢谢您。

二　诊　2013年5月23日

阮教授：好些了没有？

患　者：好多了，都好多了。心慌比原来轻了，也不怎么憋气了，两边副乳也不疼了。

阮教授：胸口还疼吗？

患　者：偶尔还疼。

阮教授：血压怎么样？

患　者：今天量的是135/80mmHg。

阮教授：还有哪儿难受的？

患　者：还是头晕，吃完了饭就燥热，出汗，还是口甜。

阮教授：胃口好吗？

患　者：还行。

阮教授：大便怎么样？

患　者：大便挺好的。我这两边乳房是不疼了，但是晚上胀得慌。睡眠还是不好，睡不着觉，晚上得起夜两回。

阮教授：舌淡红，苔薄白，脉弦细。

　　　　当归10g，炙鳖甲30g，绞股蓝10g，茯苓15g，甘草20g，海藻15g，制首乌5g，女贞子10g，旱莲草10g，海藻5g，木香10g，炙甘草6g。

患　者：谢谢您。

　　按：脾主中焦，为运化的枢机，脾阳虚不运，则易化湿生痰。肾主一身之气，肾阳虚不温，则发腰腿酸痛。胸阳不展，则发胸闷、憋气、心前区疼痛。阴虚则生内热，故火热扰心，心烦，多梦，烘热汗出；肾虚则腰部酸软；肝气上逆则胸胁部疼痛。炙鳖甲 30g（先煎）、海藻滋阴潜阳，软坚散结；当归、丹参、川芎理气养血；女贞子、旱莲草滋补肝肾；沉香降逆；茯苓健脾化湿；炙甘草甘温益气，通经脉，利血气，缓急养心。二诊患者药后主症减轻，故在前方基础上稍做加减继续服用，以固本治标。绞股蓝益气健脾、清热解毒。

第三卷

眩晕案诊疗实录

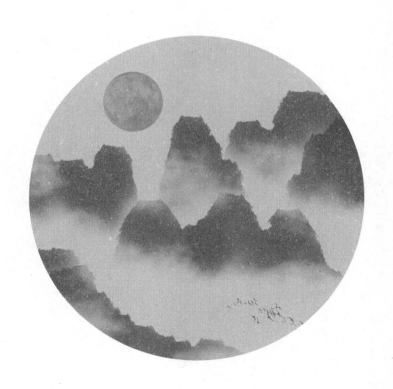

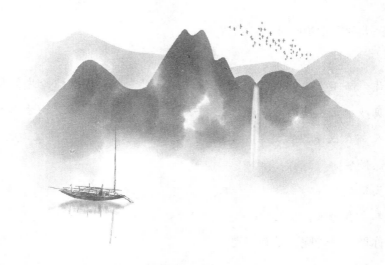

1. 补肝益肾、养心安神法治疗眩晕病案一则

崔某　男　59岁

初　诊　2012年12月27日

阮教授：你是怎么不好？

患　者：最近休息不好，高血压控制得也不好，偶尔还有头晕。

阮教授：最高发现血压到过多少？

患　者：180mmHg多，前段时间住院182mmHg。

学　生：低压（舒张压）呢？

患　者：104mmHg。

阮教授：你血压高有多长时间了？

患　者：20年了。

阮教授：现在多大岁数？

患　者：59岁。

阮教授：家里有得高血压的吗？

患　者：我父亲是高血压。

阮教授：嗯，你现在吃什么降压药呢？

患　者：现在吃着两种降压药呢。

阮教授：你吃两种药血压能控制住吗？

患　者：刚才量的血压，145/85mmHg。

阮教授：控制得还可以。

患　者：（拿出来吃的药）这是刚换的，原来是吃络活喜（苯磺酸氨氯地平片），吃一片，降不下来，换了这两个药，拜新同（硝苯地平控释片）和安博诺（厄贝沙坦氢氯噻嗪片）。最近主要是家里的事儿比较多，由于家人住院，两个人都在医院里，然后我又有高血压，也住了一段时间院，晚上睡不好觉，总做梦。

阮教授：头晕么？

患　者：晕，有两次，瞬间的。

阮教授：你那个是晕呢，是旋转呢？

患　者：旋转。

阮教授：那旋转的时候恶心么？

患　者：不恶心。

阮教授：你晚上脉跳多少？自己数过吗？

患　者：没有。

阮教授：晚上睡觉的时候数数看有多少，现在的慢了。

患　者：我一直是过缓。

阮教授：看看缓到什么程度？

患　者：嗯。

阮教授：以前最慢到过多少？

患　者：最慢的时候 48 次。

阮教授：你现在也不到 60 次。（看舌象）舌红，苔黄，干，中后部厚，色微黄。弦缓脉。大便情况好吗？

患　者：大便可以，1 天 1 次。

阮教授：吃饭怎么样呢？

患　者：吃饭可以。

阮教授：现在，你主要是先休息好。另外，你的心率是不是总这么慢。做过 24 小时 Holter 吗？

患　者：做过，住院时做的。结论就是心动过缓。

阮教授：下次把检查报告带过来我看一下。

患　者：嗯，好的。

阮教授：血脂怎么样？

患　者：在正常值的上限。

阮教授：先给你开点药。下次你把所有检查结果都带过来我看一下。

　　　　桑寄生 20g，淫羊藿 10g，细辛 5g，云苓 10g，菊花 15g，麦冬 15g，丹参 20g，
　　　　川芎 10g，山萸肉 10g，肉苁蓉 15g，酸枣仁 30g，首乌藤 30g，合欢花 10g。
　　　　先吃一个礼拜。心情好一点儿，不要太压抑了，影响心脏。

患　者：行。

二　诊　2013 年 1 月 3 日

阮教授：你现在感觉怎么样？

患　者：感觉还可以，睡觉比之前好多了。

阮教授：现在还觉得有什么不舒服的？

患　者：前段时间血压降不下来。

阮教授：血压多高？

患　者：现在用拜新同和安博诺，血压基本上能够降下来。上周来看的时候，低
　　　　压（舒张压）85mmHg，高压（收缩压）145mmHg。吃了您 1 服药就见效
　　　　了，这样我先把安博诺降了半片，拜新同吃 1 片，用了 2 天，发现血压有
　　　　点低，低压（舒张压）70mmHg 多，高压（收缩压）有时候 110mmHg 和
　　　　120mmHg 多，所以我就把安博诺停了，现在只吃 1 片拜新同。我自己量的
　　　　130/80mmHg 左右，刚才测的是 145/90mmHg。

阮教授：血压还是波动。

患　者：哦，这样啊。

阮教授：头晕吗？

患　者：头晕。上次来的时候，在看病之前出现过 2 次，现在没了。

阮教授：血压不要降得太快（做了一个渐渐下降的手势）。（收缩压）维持在
　　　　120mmHg、130mmHg 就可以了。

患　者：现在吃您的药，感觉还行。

阮教授：还有别的难受的吗？

患　者：别的没什么难受的了。如果说有的话，那也是住院之前的事儿，2 个月之前
　　　　了，胸是有点闷。这段日子没这个现象。

阮教授：心脏这块儿疼过吗？

患　者：没疼过。话说那是好多年前的事儿了，后背有点疼，这段时间没疼过。

阮教授：做心电图有事儿吗？

患　者：做心电图过缓，Holter 定义是窦性心律过缓，每分钟 50 多下，有时候是 51 下。吃了您的药，我摸了一下脉，跳到 60 多下。

阮教授：胃口还难受吗？

患　者：现在不敢喝酒了，以前喝点酒胃就有点儿疼。

阮教授：那就不要喝了。胃现在还疼不疼？

患　者：现在不疼。

阮教授：抽烟吗？

患　者：嗯，以前抽。现在戒了，戒了 1 年多。

阮教授：睡得好吗？

患　者：相比较前段时间睡得还可以。

（看了一下舌象。舌红，少津，苔白腻）

阮教授：（诊脉）弦缓脉。现在心脏不难受了吧？

患　者：不难受。

阮教授：吃饭怎么样？

患　者：吃饭可以。

阮教授：大便干不干？

患　者：大便正常。

阮教授：桑寄生 20g，淫羊藿 10g，钩藤 15g，川芎 10g，麦冬 15g，细辛 3g，丹皮 15g，夏枯草 15，首乌藤 30g，仙茅 6g，酸枣仁 30g，柴胡 10g，菊花 15g，丹参 20g，海藻 15g。

患　者：阮教授，那我再吃一个礼拜的？

阮教授：嗯，可以。

三　诊　2013 年 2 月 7 日

阮教授：现在感觉怎么样了？

患　者：现在感觉睡觉可以。血压我监测，低压（舒张压）可以，高压（收缩压）还是有点儿高。

阮教授：高到多少？

患　者：一般 140~150mmHg。

阮教授：140~150mmHg 差不多。

患　者：晚上睡觉，有时候出汗。

阮教授：别的还有什么不舒服的？

患　者：今天早起有点儿喘粗气。

阮教授：吃药后会好一点吗？

患　者：好点儿。

家　属：吃完药后有时觉得有点儿恶心。

阮教授：有点儿恶心？是吃这药恶心？

患　者：吃完药以后瞬间有点恶心。

阮教授：平常恶心吗？

患　者：平常没有恶心。

阮教授：嗯，没事。大便怎么样？

患　者：大便正常，吃饭也正常。

（查看舌象。舌红，苔薄白）

阮教授：你体检的时候还有什么不正常的？

患　者：中度脂肪肝。

阮教授：饮食注意有规律，吃一些清淡的。血液黏度检查高不高？

患　者：都在上限。

阮教授：多注意饮食，加强锻炼。高血压现在吃什么药？

患　者：拜新同 1 片。

阮教授：血压能控制下来吗？

患　者：现在降的差点儿了。

阮教授：（诊脉）弦缓脉。

阮教授：你肝功能正常吗？

患　者：肝功能正常，就是有脂肪肝。

阮教授：大便稀不稀？

患　者：不稀。

患　者：我吃完药之后，恶心是怎么回事儿？

阮教授：这药基本上没有什么导致恶心的，可能是吃中药不习惯，你饭后半小时吃看看。

患　者：哦，那回头和西药错开时间吃。

阮教授：拜新同吃多长时间了？

患　者：这是刚换的，以前是吃络活喜。拜新同吃了两个多月了，络活喜吃了十多年。

阮教授：你工作累不累？

患　者：以前工作紧张，没规律。

阮教授：以后生活规律点儿，少吃油腻的。

患　者：嗯，好的。

阮教授：寄生 15g，淫羊藿 10g，仙茅 6g，天麻 15g，钩藤 10g，夏枯草 15g，丹参 30g，牛膝 15g，天冬 15g，茵陈 30g，郁金 10g，首乌 30g，决明子 20g。

四　诊　2013 年 2 月 28 日

阮教授：血压怎么样？

患　者：刚才量的是 135/95mmHg。

阮教授：低压（舒张压）还是有点儿高。还有什么不舒服的感觉吗？

患　者：没有。

阮教授：头不晕了。

患　者：不晕了，以前没有注意，发现腿有点儿肿。

阮教授：查过尿么？

患　者：查过。

阮教授：最近有查过吗？

患　者：去年年底住院时查的。

阮教授：为什么住院？

患　者：因为高血压。

阮教授：心脏、肾脏查过，有什么毛病？

患　者：没有。

阮教授：有心慌的感觉吗？

患　者：没有。

阮教授：现在高血压吃的什么药？

患　者：拜新同。

阮教授：还有别的药吗？

患　者：没有。

（查看患者下肢水肿情况）

阮教授：下午是不是还重点儿？

患　者：对。

阮教授：下肢有点儿轻度浮肿。

（查看舌象。舌红，苔薄白）

患　者：以前也没注意，也没感觉。

阮教授：你低压一般有多少？

患　者：吃药以前维持着还可以，我自己量着，有80mmHg的呢。今天在这儿量的
　　　　又到95mmHg了。

阮教授：（诊脉）弦缓脉。大便情况怎么样？

患　者：没问题，1天1次。

阮教授：吃饭、睡眠都还可以吗？

患　者：嗯，都还可以。

阮教授：桑寄生15g，淫羊藿10g，仙茅10g，牛膝15g，夏枯草15g，决明子20g，
　　　　僵蚕15g，茵陈30g，黄连15g，泽泻30g，酸枣仁30g。
　　　　再给一点西药，氢氯噻嗪片。这个可以给你，和其他西药一块吃，有利尿
　　　　的作用。但是你不用吃太多，吃1片就行，看看腿肿消下去没有。这个药
　　　　降血压也利尿，1天1片。要是腿肿消得不是太明显呢，可以吃到2片。

患　者：嗯，好的。

（继予中药7服）

　　按：本案患者之眩晕，属于虚证。患者已是年逾"七八""肝气衰，肾脏衰"的
阶段，阮教授认为眩晕病虚症多与肝肾亏虚有关，又因劳累或情志不舒等因素加重而
发病。《景岳全书·眩晕》篇中指出："眩晕一证，虚者居其八九。无虚不能作眩。"

本病方用桑寄生补肝肾之不足，淫羊藿补命门助阳，合以细辛，三药共奏增强补肝温肾助阳之功。在药理学研究中，桑寄生具有降压的作用，适用于高血压的治疗。山萸肉、肉苁蓉，滋阴补肾、温肾固涩以助阳。茯苓可健脾利水，具有降压的作用。川芎活血行气上行，配合菊花抑木火、清利头目以止眩晕，川芎的药理学研究显示，其有效成分可透过血脑屏障，引药上行，直达病所。麦冬、丹参滋阴清热，补养心血。首乌藤、酸枣仁、合欢花共奏养心安神之效。二诊时患者症状缓解，阮教授认为患者的血压尚不稳定，故去掉首诊方中山萸肉、肉苁蓉，渐缓补益之力；加夏枯草清肝明目，缓解高血压引起的头目眩晕，同时还可以有降血压的作用；钩藤清热平肝，镇痉熄风，因含钩藤碱和异钩藤碱，故有兴奋呼吸中枢、扩张周围血管、降低血压的作用。海藻软坚散结，利水消肿，药理研究显示海藻内含有一些活性成分如褐藻多酚、降血压肽等，具有降压的作用；牡丹皮清热凉血；柴胡疏肝解郁。三诊时由于患者尚存在血压控制不稳定的现象，且患者补诉既往有脂肪肝，阮教授于前方减：麦冬、细辛、牡丹皮、首乌藤、仙茅、枣仁、柴胡、菊花、海藻。阮教授认为患者脂肪肝所引起的病邪属于痰浊，因阳气亏虚而不能温化水湿，水湿内蕴而成痰浊，故加茵陈、郁金化湿浊；牛膝、天冬、首乌补益肝肾；天麻、决明子，平肝潜阳以增强降压的作用。四诊患者诸症好转，血压控制良好，故去天麻、钩藤、丹参、天冬、郁金、首乌；由于发现下肢水肿的现象，加僵蚕、黄连、泽泻治疗。另外辅助氢氯噻嗪片治疗，旨在利尿消肿，同时能够降压。由于利尿药可引起电解质紊乱，故嘱下肢水肿缓解时停服氢氯噻嗪片。患者自来时服用两种降压西药：拜新同（硝苯地平控释片）与安博诺（厄贝沙坦氢氯噻嗪片），血压不能降至理想水平，加入中药治疗后，能在服用一种降压药的情况下，使血压控制在理想水平。这与阮教授主张高血压患者的治疗不能完全依赖于药物，在改善生活方式及配合中药治疗的同时，逐渐减少降压药的使用量，从而提高患者的生活质量是相符的。

2. 平肝熄风、解毒活血法治疗眩晕病案一则

张某　女　34 岁

初　诊　2012 年 12 月 13 日

阮教授：怎么不好?

患　者：我血压高有 2 年了。

阮教授：多大年龄了？

患　者：34 岁。

阮教授：血压最高多少？

患　者：最高血压到 150mmHg，有时候低压（舒张压）110mmHg。

阮教授：是怎么发现血压升高的呀？

患　者：2010 年的时候要孩子，孩子后来自然流产了。2 个月之后就总是感觉头晕，心慌，查出来血压高。

阮教授：怀孕几个月流产的？

患　者：5 个半月。

阮教授：你以前血压高过吗？

患　者：我以前没高过啊。

阮教授：家里有得高血压的人吗？

患　者：我父母血压都高，都是 50 多岁之后发现血压高的。

阮教授：你吃什么降压药吗？

患　者：吃代文（缬沙坦胶囊），能控制在 120/90mmHg。有时候还能再低点儿，120/80mmHg。

阮教授：是规律吃药的吗？

患　者：规律吃药，也就是这 1 个月的事情。以前只是高的时候吃，不高不吃。

阮教授：以前血压高有什么症状吗？

患　者：头晕，眼睛看东西有点儿花。还有，晚上睡觉偶尔感到手心热。

阮教授：我看舌头，（舌红瘦少苔，弦细脉）你平常容易生气吗？

患　者：嗯，是的。

阮教授：工作累吗？

患　者：挺累的。

阮教授：晚上能按时休息吗？

患　者：这个没问题，晚上 10 点就睡觉了。

阮教授：按时休息，少吃点咸的。头疼吗？

患　者：不疼。

阮教授：大便干吗？

患　者：大便挺干的。

阮教授：几天一次？

患　者：有时候1天1次，有时候就2、3天1次。

阮教授：大便不要让它太干。月经怎么样？来月经的时候有没有什么不舒服的感觉？

患　者：挺好的，没什么不舒服的。

阮教授：我给你开点中药。

从一开始低压（舒张压）高的多点儿，你现在身体还可以，注意血压，不要让它太高。

患　者：我还吃西药吗？

阮教授：西药还继续吃。假如你血压下来了，慢慢减西药，不要突然停下来。还有就是控制一下自己的情绪，不要有太大波动。

柴胡6g，黄芩15g，黄连15g，钩藤10g，当归10g，赤芍20g，郁金10g，僵蚕15g，地龙15g，牛膝15g，车前子20g（包煎），火麻仁10g，炙甘草6g。

二　诊　2012年12月20日

阮教授：这一段时间血压控制的怎么样？

患　者：今天血压不高，刚才写病历时测的血压120/80mmHg。之前有一天忘记吃降压药了，血压到150/100mmHg。

阮教授：嗯，最近有什么不舒服的？

患　者：偶尔觉得头有点晕，晚上觉得手心发热。

阮教授：看看舌头（舌红少苔，弦细脉），心还慌么？

患　者：不慌了。

阮教授：睡觉好吗？

患　者：还可以，不过中间醒1~2次。现在例假刚完，例假的时候特别烦躁，血压就上去了，例假走了心情就好了。

阮教授：大便好吗？

患　者：基本1天1次，偶尔2、3天1次。

阮教授：还干吗？

患　者：还行，不像上次看病前那么干了。

阮教授：嗯，好。

患　者：我低压（舒张压）如果再低于70mmHg，能把降压药停了吗？

阮教授：西药不要突然停药，间隔时间可以稍微延长一点儿。吃点中药吧。

　　　　天麻15g，黄连15g，杭芍20g，当归20g，卷柏10g，牛膝15g，丹参15g，酸枣仁30g，寄生15g，川断15g，砂仁6g。

患　者：我吃饭有什么要注意的？

阮教授：少吃油腻的，不能吃得太咸。

患　者：嗯，好的。谢谢您了。

按：阮教授认为该患者之眩晕病机当属肝阳上亢之证。《病机十九条》言"诸风掉眩，皆属于肝"，故用药以柴胡舒理肝气郁滞，以钩藤、僵蚕、地龙平肝熄风潜阳，以牛膝、车前子利水通淋以增强降压之功，牛膝、当归、赤芍活血。结合目前对高血压的病理生理研究，阮教授认为，高血压存在"微炎症反应"，故予以具有抗炎作用的黄芩、黄连以清热燥湿。患者便秘，故予以火麻仁润肠通便。二诊时患者感觉症状较前缓解，故予前方加减用药，且患者经行已过，肝肾亏虚，血虚血瘀之过，故予以寄生、川断以补益肝肾，以当归、卷柏、丹参、牛膝以养血活血化瘀。患者夜间易醒，故予以酸枣仁养心安神。

3. 补肝益肾、平肝潜阳法治疗眩晕病案一则

管某　男　38岁

初　诊　2012年11月1日

阮教授：怎么不好受？

患　者：我有高血压。

阮教授：那你血压有多高？

患　者：最高的时候，高压（收缩压）有180~190mmHg。

阮教授：今年多大岁数了？

患　者：38岁。

阮教授：发现高血压多久了？

患　者：2个多月前，体检的时候发现的。自己没感觉，可能是高了没发现。

阮教授：那你难受吗？

患　者：不太难受。

阮教授：晕吗？

患　者：有点晕，中午吃完饭犯困想睡觉。

阮教授：家里人有得高血压病的吗？

患　者：有，我父亲是高血压，血糖也高，但是控制得挺好。

阮教授：你有糖尿病吗？

患　者：没有，就是高血压。

阮教授：低压（舒张压）多少？

患　者：120mmHg 多吧。

阮教授：你查过尿常规吗？

学　生：尿常规正常。

阮教授：心电图有什么问题？

学　生：心电图显示 ST 段有点下移，下壁心肌缺血。还查了血脂、血糖正常，血液
　　　　黏度稍微高点儿。

阮教授：你做什么工作？

患　者：管理。

阮教授：脑力工作累吗？

患　者：还可以。

阮教授：现在自己还有什么不舒服的感觉？

患　者：眼睛有点发胀。

阮教授：嗯，我看看舌头（查看患者舌象）。

阮教授：现在吃西药了吗？

患　者：上次大夫给我开的西药我吃了一段时间。

阮教授：吃的什么西药？

患　者：拜新同（硝苯地平控释片）、倍他乐克（酒石酸美托洛尔片）、平欣（缬沙坦
　　　　分散片）。

阮教授：这几种药怎么吃的？

患　者：一块儿吃的，吃完血压就降下来了。

阮教授：（诊脉）弦数脉。你工作不要太累。

阮教授：睡眠好吗？

患　者：挺好的。

阮教授：不要吃太多，少吃咸的。

患　者：嗯。大夫，我有时候感觉吃完饭就困，浑身没劲，眼睛胀得明显。

阮教授：大便好吗？

患　者：大便挺好的。

阮教授：注意点儿，该睡觉睡觉，该休息休息，生活规律点儿。低压到 120mmHg 了。

　　　　当归 10g，天麻 15g，杜仲 15g，钩藤 10g，牛膝 15g，前胡 10g，夏枯草 15g，

　　　　丹参 20g，远志 10g，陈皮 10g，紫石英 15g，煅牡蛎 30g，生龙齿 30g。

　　　　你原来吃的西药继续吃，等血压降下来的时候，可以试着减西药。

患　者：好的，谢谢您了。

二　诊　2012 年 11 月 8 日

阮教授：现在血压怎么样了？

患　者：血压现在还可以吧。低压（舒张压）80mmHg 多，高压（收缩压）130mmHg

　　　　多。刚才量的 140/90mmHg。

阮教授：还有头晕吗？

患　者：偶尔还会有点儿头晕，但是比之前好多了。

阮教授：还有别的难受的吗？

患　者：没有什么难受的。这几天感觉挺好，精神好，眼睛也不胀了。

阮教授：大便干吗？

患　者：大便还可以，就是有的时候不成形。

阮教授：我看看舌头。你少吃点儿咸的，多吃点儿青菜。吃饭好吗？

患　者：吃饭挺好的。

阮教授：嗯，别太累了，睡好觉。

患　者：控制血压的药，上回说吃三种，稳定后可以减一种，那现在可不可以减一种

　　　　西药？

阮教授：哪三种？

患　者：倍他乐克、拜新同、平欣。

阮教授：暂时先别停，配合着中药继续吃。

　　　　天麻 20g，钩藤 10g，夏枯草 15g，牛膝 15g，丹参 20g，茯苓 10g，前胡 10g，远志 10g，煅龙齿 30g，当归 10g，首乌藤 30g。

患　者：好的，谢谢您了。

　　按：患者主因高血压遂来就诊，阮教授综合患者脉症，考虑为肝阳上亢证。肝肾亏虚，肝阳上亢，上扰于清窍，清窍不明，遂发为眩晕，易困之症；肝开窍于目，故双目发胀，脉象亦是肝阳上亢之征。故阮教授予以天麻钩藤饮加减。方中天麻、钩藤平肝抑阳，牛膝引阳向下，三者共用，下引上亢之肝阳；且三者在药理学研究中，均有降压的作用。杜仲、牛膝补益肝肾，夏枯草清肝明目，以疗目胀，药理学研究显示夏枯草具有降血压的作用；当归、丹参，养肝血以纳肝阳；紫石英，龙骨，牡蛎，皆属重镇潜阳之品；前胡、陈皮理气降气，远志以宁心安神，解患者易困之苦。二诊时患者症状均有好转，故阮教授守方加减。金石之品不可久用，中病即止，故减紫石英、龙骨、牡蛎，改用龙齿，加夜交藤、茯苓以增强养心安神之效，以阳归于阴而无所上亢。

第四卷
其他疾病诊疗实录

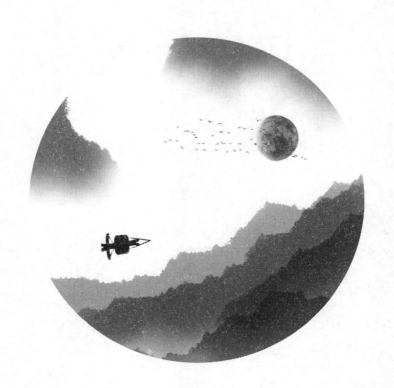

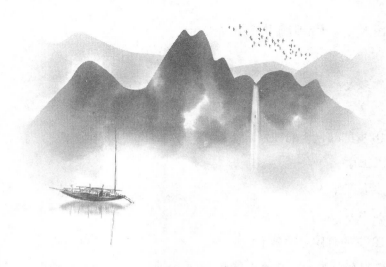

1. 补肝益肾、活血止痛法治疗头痛病案一则

陈某　男　30 岁

初　诊　2014 年 6 月 12 日

阮教授：你哪里难受？

患　者：头痛。

阮教授：多长时间了？

患　者：12 年。

阮教授：是哪个位置疼？

患　者：头两侧前额角，还有头顶部疼。

阮教授：经常疼吗？

患　者：每天都疼。

阮教授：怎么疼啊？

患　者：好像凝固在一起那样疼。

阮教授：做过头部的检查吗？

患　者：做过。

学　生：2014 年 3 月 11 日在首都医科大学宣武医院行血管超声，结果提示左侧大脑中
　　　　动脉狭窄（中度），右侧颈内动脉终末段狭窄（轻度），左侧椎动脉狭窄（V2
　　　　段：50%~69%），右侧锁骨下动脉斑块。2014 年 6 月 17 日在天津中医药大学
　　　　第二附属医院查血脂，甘油三酯是 2.01mmol/L，低密度脂蛋白是 3.16mmol/L。

阮教授：嗯，12 年以前没疼过？

患　者：18 岁以前没疼过，精神状态都很好。18 岁以后就开始头痛、睡眠不好。

阮教授：你多大？

患　者：30 岁。

阮教授：18 岁的时候干吗呢？

患　者：在上学。

阮教授：多大工作的？

患　者：24 岁。

阮教授：18 岁的时候上学累不累？

患　者：那时候挺累的，压力比较大。

阮教授：是不是从 18 岁开始，脑力活动比较大了？

患　者：是的。

阮教授：我的意见是，你的脑供血不够，一方面你先天性的血管细，另一方面是你后天的血管变化。是不是用脑时间越长就越疼啊？

患　者：是。

阮教授：小时候得过脑炎没有？

患　者：没有。

阮教授：平常有焦虑现象吗？

患　者：轻度焦虑。

阮教授：是不是睡眠好点儿头就不那么疼啊？

患　者：是。

阮教授：（查看舌象，诊脉）舌红苔少，平脉。我给你开点药，你先吃着。你要注意休息，工作一会儿，休息一会儿。生活规律点儿，别抽烟喝酒。

川芎 10g，银杏叶 10g，川断 15g，知母 15g，钩藤 15g，牛膝 15g，枸杞 20g，五味子 10g，丹参 20g，酸枣仁 30g，合欢皮 10g，鸡血藤 30g，天冬 10g，杜仲 15g。

1 天 1 服，开了 7 天的，你先喝着看看。

患　者：好的，谢谢您了。

二　诊　2014 年 6 月 26 日

阮教授：吃完药感觉行吗？

患　者：管用，好多了。

阮教授：用脑还那么多吗？

患　者：根据您的建议，不是那么多了。

阮教授：平时头还疼吗？

患　者：比以前轻了。

阮教授：睡觉怎么样？

患　者：也比过去好了很多。

阮教授：我看一下舌头（舌红，苔黄剥），脉沉细。你工作的时候还是不能太累了，要注意休息。

　　　　银杏叶 10g，川芎 10g，柴胡 6g，川断 15g，钩藤 10g，远志 10g，牛膝 15g，知母 15g，益智仁 10g，丹参 15g。

　　　　开了 14 剂，你还是 1 天喝 1 剂，头痛好了就不用来了。注意生活规律，休息好。

患　者：嗯，好的，谢谢您了，回去后我一定会照您说的做！

　　按：本病案，中医诊断为头痛，西医诊断为神经性头痛。神经性头痛是指紧张性头痛、功能性头痛及血管神经性头痛，多由精神紧张、生气引起，主要症状为持续性的头部闷痛、压迫感、沉重感，有的表现为紧箍感。中医的头痛是指因外感六淫、内伤杂病而引起的以头痛为主要表现的一类病证。阮教授认为本病案病位在头部，而且病程长，故认为病因为先天不足导致的气血津液不能濡养脑窍，以及后天失养所致的脑部营养供应不足而致。头痛的病机无非不通则痛，或不荣则痛，而本病案两者兼备，既有先天血管畸形造成的不通，又有后天失养造成的不荣。患者长期用脑过度，稍微劳累就发头痛，可辨证为肾虚头痛，故治以补肾养阴、填精生髓。方中川芎、银杏叶、丹参、鸡血藤活血养血，改善脑供血。川芎的药理学研究显示，其有效成分川芎嗪可透过血脑屏障，有扩张血管、改善微循环的作用；川断、牛膝、杜仲、枸杞，补肾益脑，填精生髓；知母、天冬清热养阴；酸枣仁、五味子养心安神，配合欢皮以解郁安神。阮教授用钩藤，是取其药理学之镇静作用，和安神药配伍以增强疗效。全方共奏补肾养阴、填精生髓之效。守方 7 天。二诊时，患者诸症明显缓解，余无它症。加柴胡、远志、益智仁，疏肝解郁，安神益智。

2. 软坚散结、活血止痛法治疗头痛病案一则

翟某　男　56岁

初　诊　2014年2月27日

阮教授：怎么不好？

患　者：头疼。

阮教授：头的哪个部位疼？

患　者：后头部，脖子也疼。

阮教授：头是怎么疼？

患　者：一跳一跳地疼。

阮教授：检查过颈动脉超声吗？

患　者：做过，结果说没事。

阮教授：嗯。你有其他的疾病吗？

患　者：嗯，有，我有高血压、糖尿病。

阮教授：血压高多少年了？

患　者：20年。

阮教授：最高多少？

患　者：165/100mmHg。

阮教授：你现在多大岁数？

患　者：56岁。

阮教授：吃什么降压药？

学　生：硝苯地平和氯沙坦钾，吃了2年了。

阮教授：吃药吃2年多了，血压控制得怎么样呢？

患　者：吃药就是130/100mmHg。低压（舒张压）减不下来。

阮教授：你说你有糖尿病，血糖多高？

患　者：空腹7.4mmol/L。

阮教授：现在吃啥药？

患　者：拜唐苹。

阮教授：能降多少？

患　者：到 5.2mmol/L 左右。

阮教授：看一下舌头（舌紫黯，苔薄白），脉弦。你睡眠怎么样？

患　者：睡眠不好，不容易入睡。

阮教授：大便呢，怎么样？

患　者：大便可以。

阮教授：银杏叶 10g，川芎 10g，鳖甲 30g（先煎），海藻 10g，夏枯草 10g，牛膝 15g，
　　　　僵蚕 15g，地龙 20g，酸枣仁 30g。

　　　　给你开 7 剂药先喝着。注意休息，少吃咸的、油腻的食物。

患　者：嗯，好的，谢谢您了。

二　诊　2014 年 3 月 6 日

阮教授：吃完药，觉得怎么样？头还疼吗？

患　者：感觉挺好的，头疼比之前好多了，发作的次数也比之前少了。

阮教授：家里有得高血压的人吗？

患　者：父母都是高血压。

阮教授：睡觉好吗？

患　者：不好。

阮教授：舌淡胖，边有齿痕，苔黄腻，脉沉细。血糖现在多高？

患　者：空腹 7.2mmol/L。

阮教授：吃啥药？

患　者：拜唐苹。

阮教授：嗯，血糖控制得还是不行。你吃饭还是得控制一下。

患　者：不吃，我会饿呀。

阮教授：你一顿饭不用吃太多，少食多餐。

患　者：好。

阮教授：身上也要随时带着糖，心慌、难受的时候吃一块。

患　者：嗯，我一直都带着一块巧克力。

阮教授：生地 30g，白术 20g，夏枯草 15g，丹皮 15g，槐花 15g，淫羊藿 10g，巴戟
　　　　天 10g，牛膝 15g，僵蚕 20g，地龙 20g，仙鹤草 20g，丹参 20g。

还是给你开了 7 剂药，你先喝着。注意控制血糖。

患　者：嗯，好的，谢谢您了。

三　诊　2014 年 3 月 20 日

阮教授：吃完药后，你现在怎么不好？

患　者：睡眠不好。

阮教授：入睡困难？

患　者：嗯。

阮教授：你吃帮助睡眠的药了吗？

患　者：没有。

阮教授：一夜能睡几个小时？

患　者：我是十点就躺下睡了，十二点来钟吧，才能睡着，早晨五六点就醒了。

阮教授：嗯，你现在还头疼吗？

患　者：头疼比之前见好，不那么明显地疼了。

阮教授：嗯，我看一下舌头（舌暗，苔黄腻），脉弦缓。

桑寄生 15g，葛根 15g，淫羊藿 10g，海藻 10g，地龙 20g，夏枯草 15g，白芷 10g，菊花 15g，知母 15g，酸枣仁 30g，合欢花 10g。

给你开了 7 剂，你喝着，看看睡觉会不会好一点儿。

患　者：好的，谢谢您了。

四　诊　2014 年 4 月 3 日

阮教授：喝完药感觉怎么样了？

患　者：睡觉比之前改善很多。

阮教授：嗯，还有什么不舒服的？

患　者：后颈部不好受。

阮教授：是疼吗？

患　者：不疼。就是觉得稍微有点儿僵硬的感觉。

阮教授：嗯，还有什么不舒服的？

患　者：空腹血糖 7.2mmol/L。

阮教授：吃拜唐苹，还是这么高？

患　者：对。

阮教授：糖尿病多少年了？

患　者：发现1年多了。

阮教授：那你这血糖控制得还是不行呢。你血压怎么样？

患　者：血压还是忽高忽低，不稳定。

阮教授：血压最高多少？

患　者：160/110mmHg。

阮教授：你吃完降压药，血压能降到多少？

患　者：高压（收缩压）120mmHg多；低压（舒张压）还是高，90~100mmHg左右。

阮教授：嗯，吃饭好吗？

患　者：还行。

阮教授：看一下舌头（舌暗红，苔薄黄，有齿痕），脉沉弦。

阮教授：血糖不好，加点儿降糖的，看血糖能不能好点儿。大便情况好吗？

患　者：1天解1次或2次。

阮教授：葛根15g，白芷10g，野菊花10g，丹参20g，淫羊藿10g，桑叶15g，僵蚕10g，元参20g，生地黄30g，荔枝核10g，白术20g，炙甘草6g。开7剂。

按：本病案中医诊断为头痛，西医诊断为高血压。在现代医学中，头痛只是高血压的一个症状，而不是所有的头痛都是高血压。中医的头痛是指因外感六淫、内伤杂病而引起的以头痛为主要表现的一类病证。本病案的病位是头部，因先天不足（高血压家族遗传病史）以及后天失养所致。病机为痰瘀阻滞脑络，不通则痛。证属痰瘀互结，治以软坚散结、通络止痛。方中鳖甲、海藻、夏枯草软坚散结；银杏叶、川芎活血养血，增加供血流量；牛膝补肾填精；僵蚕、地龙通络止痛；酸枣仁养心安神。全方共奏软坚散结、通络止痛之效。二诊时，患者诸症缓解，继服中药。阮教授整体调节，方用生地30g，白术20g，夏枯草15g，丹皮15g，槐花15g，淫羊藿10g，巴戟天10g，牛膝15g，僵蚕20g，地龙20g，仙鹤草20g，丹参20g。全方在软坚散结的基础上补肾健脾，突出了阮教授补肾健脾、软坚散结的思想。全方既可以治疗高血压导致的头痛，又可以控制血糖。三诊时主要诉睡眠不好，方用桑寄生15g，葛根15g，淫羊藿10g，海藻10g，地龙20g，夏枯草15g，白芷10g，菊花15g，知母15g，酸枣仁30g，合欢花10g。阮教授在软坚散结的基础上辅以养心安神。四诊时患者诉血糖控制不理想，阮教授用中药主要调理患者血糖，方用葛根15g，白芷10g，野菊花10g，丹参20g，淫羊藿10g，桑叶15g，僵蚕10g，元参20g，生地黄30g，荔枝核10g，白术20g，炙甘草6g。本方旨在降低血糖，重视中药的现代药理研究成果，后世可鉴。

3. 益肾健脾、活血调经法治疗月经病案一则

刘某某　女　39岁

初　诊　2014年5月15日

阮教授：你是怎么不好？

患　者：月经总是提前，已经3年半了。

阮教授：提前几天？

患　者：9天。

阮教授：带（月经）几天？

患　者：7天。

阮教授：多大岁数了？

患　者：39岁。

阮教授：量多不多？

患　者：还行。刚开始的时候是正常，后来越来越少。

阮教授：现在总量多不多？

患　者：还算正常。

阮教授：（脉诊）例假的时候肚子疼不疼？

患　者：不疼，但是这儿（用手指着项部）疼，头（用手指着双侧太阳穴）疼，还恶心。

阮教授：每次都有这些症状吗？

患　者：从我感觉到来月经的时候就有这些症状。然后身上出汗，脖子、胸口都出汗。也是从那个时候开始，一年四季都是，吃完饭后汗特别多。

阮教授：你这头痛，平常的时候也有吗？

患　者：平常的时候不疼，就是来月经的时候疼。

阮教授：年轻的时候月经正常吗？

患　者：年轻的时候就提前2天。

阮教授：2天没关系的。你这个头痛、恶心是来例假第1天、第2天，还是在月经当中？

患　者：生孩子之前是来月经前2天；生完孩子后，要么是来完月经，要么是月经期间。

阮教授：有小孩了？

患　者：有，1个女孩。

阮教授：你孩子多大了？

患　者：10岁。

阮教授：那你是生小孩以后出现不正常？

患　者：生完小孩也正常，是后来得了一次肺炎，一直咳嗽，咳嗽了好长时间，从那以后不正常的。

阮教授：看一下舌头（舌淡红，苔薄白，边有齿痕）。什么时候开始发胖的？

患　者：也是36岁那年，所有的症状都是那时候开始的。那时候10天胖了差不多15斤。后来一直都是这样。

阮教授：10天就长了15斤。

患　者：嗯，过年的时候。

阮教授：当时你觉得有什么肿的吗？

患　者：没有在意。

阮教授：那你现在还胖吗？

患　者：还在长，现在140斤。从那之后体重还是渐渐往上涨，涨到140斤就稍微好一点儿了，不像之前长那么快了。

阮教授：那你现在吃饭这么样？

患　者：吃饭吃得香，睡觉睡得好。

阮教授：你活动多吗？

患　者：不多。

阮教授：饭量要控制一下，活动量要适当增加一些，不要再胖下去了。肥胖也影响月经的。

患　者：嗯。这是我之前做的检查。

阮教授：（仔细阅读报告）没事，都没事。要加强锻炼。（诊脉）沉脉。

当归 10g，杭芍 20，云苓 10g，补骨脂 10g，茺蔚子 10g，半夏 10g，葛根 15，酸枣仁 30，淫羊藿 10g，炙甘草 6g。先吃 7 剂吧。

患　者：好的，谢谢您了。

二　诊　2014 年 6 月 19 日

阮教授：吃完药后觉得怎么样？

患　者：吃了您的药后，这个月来的例假提前了 3 天。

阮教授：嗯，还行。你的工作累吗？

患　者：不累。

阮教授：睡觉好吗？

患　者：特别好，平时挺爱犯困的，一躺下就能睡着。

阮教授：你平时出汗多吗？

患　者：平时吃完饭后，脖子后面爱出汗，春夏秋冬都这样。

阮教授：还有什么难受的？

患　者：头、胳膊、手、腿，还有脚，例假过后都有点胀。乳房也是。

阮教授：你工作紧张吗？

患　者：不紧张。

阮教授：看一下舌头（舌淡红）。来例假的时候量多吗？

患　者：量不多，经期时间也不长。

阮教授：例假的时候也不难受？

患　者：难受，一直以来就是脖子（项背部）和头疼（两侧太阳穴）。

阮教授：头疼，过去来（月经）的时候头也疼吗？

患　者：是的。以前也一直疼，来例假的时候也疼。

阮教授：你血脂高不高？

患　者：不高。我血压也不高。

阮教授：（月经）什么时候到日子？

患　者：这个月 9 号来的。已经过去了。

阮教授：当归 10g，杭芍 20g，远志 10g，熟地 10g，百合 20，酸枣仁 30g，坤草 25g，紫河车 9g，白芷 6g，丹参 15g，淫羊藿 10g，炙甘草 6g。那就吃药吧（汤药 7 剂）。

三 诊 2014 年 6 月 26 日

阮教授：现在怎么样？

患　者：原来月经提前 9 天，不过上次吃了您这个药，只提前了 3 天。

阮教授：提前 3 天的话就可以了，基本算正常了。你肚子疼吗？

患　者：不疼，还是头疼。

阮教授：嗯，比之前缓解一点吗？

患　者：是的，好一点儿。但是还疼，没有之前疼那么厉害了。

阮教授：（看首诊处方）现在还有别的什么不好吗？

患　者：脸还有点儿胀的感觉。

阮教授：看一下舌头。沉细脉。

患　者：嘴唇还爆皮。

阮教授：口干不干？

患　者：不怎么干，我平时有经常喝水的习惯。我小便不太好，有点儿尿不尽。

阮教授：查过吗？

患　者：查过，没毛病。也查过 B 超。

阮教授：排尿时感觉疼吗？

患　者：不疼。

阮教授：你查过尿常规没有？

患　者：最近没查，以前查的没事。

阮教授：你回头再查一下尿常规，如果没什么事就不用管它。回去还继续吃这个中药吧。

党参 10g，当归 10g，香附 10g，酸枣仁 30，远志 10g，云苓 10g，半夏 6g，淫羊藿 10g，百合 20，虎杖 10g。7 剂。

按：本病患者，女，39 岁，主因月经先期 3 年余就诊。阮教授通过询问导致患者月经先期的原因，及行经时的伴随症状进行诊断。患者饭后大汗出，为气虚不能固摄；舌淡红，苔薄白，边有齿痕，为脾虚症状。患者虽吃饭量多，但久坐不动，形体肥胖。考虑为痰瘀互结证，予益气活血、益肾健脾为治法。首诊用当归、杭白芍补血；茯苓、半夏为二陈汤减去陈皮，有燥湿健脾之功；葛根解肌助阳；淫羊藿、补骨脂益肾强筋骨；酸枣仁养心安神；茺蔚子活血调经；炙甘草调和诸药。二诊时，服药后，月经由提前9天变成提前3天，说明益气活血调经治法奏效，效不更方，在原方基础上加减用药。患者易困，故予以淫羊藿，以增强补益肝肾的作用。三诊时，经过询问，患者有易怒的情况，且存在恶心的症状，考虑患者存在肝气不疏、肝气犯胃的情况，增加香附以疏肝理气，其余治法大致同前。

4. 补肝益肾、养血活血法治疗中风后遗症病案一则

李某　男　42岁

初　诊　2013年2月7日

阮教授：怎么不好？

患　者：去年10月份，不知怎么回事，我就头晕，走路偏右。

阮教授：血压怎么样？

患　者：我每年体检，140/90~100mmHg吧。当时，这样晕的感觉持续了1周，那1
　　　　周还喝了2次酒，喝了很多，11月7号。

阮教授：总是偏，还是偶然一次走偏？

患　者：只要走路就偏。

阮教授：头疼吗？

患　者：不疼，只是晕。11月8号早晨起来我就走不了啦，特别晕。

阮教授：晕是迷迷糊糊的，还是天旋地转？

患　者：是天旋地转，连路都走不了。我给同事打电话请假，我怀疑脑子有问题，我
　　　　父亲是高血压、脑出血。他建议我去环湖医院，我就去了。一量血压，高
　　　　压（收缩压）210mmHg。做核磁说是右小脑梗死，住院半个月才出院。他
　　　　叫我做康复，我就来咱们医院针灸治疗。

阮教授：你现在站起来闭眼睛感觉摇晃吗？

患　者：不晃。原来在环湖医院的时候晃。

阮教授：现在还头晕吗？

患　者：偶尔还有，住院还有针灸治疗后，晕比之前要好多了。

阮教授：不要活动太快。你这检查也说有问题，肯定是脑血管的问题。

患　者：嗯。我在这里做完针灸后，拍片说梗死灶缩小，现在感觉两只脚热。

阮教授：走路有问题吗？

患　者：现在走路没问题。

阮教授：你闭着眼把两个食指对在一起。

患　者：可以。

阮教授：恢复不错，预防复发。

患　者：对。

阮教授：第一个别喝酒，第二活动不要太快。

患　者：我以前工作特别紧张，重体力劳动。有重度脂肪肝。

阮教授：肝功能正常么？

患　者：正常。只有血脂高。

阮教授：血脂检查报告带了吗？

患　者：没有。记得是说血液黏度高。

阮教授：第三，吃清淡的，减肥，你体重超了。现在"重度脂肪肝"你要重视，酒绝
　　　　对不能喝了。大脑的问题，要预防再发。看一下舌头（舌红，苔白腻），弦
　　　　细脉。大便情况好吗？

患　者：还行，现在没问题。

阮教授：睡觉怎么样？

患　者：病之前睡觉不好，现在躺下就睡着。

阮教授：生活要有规律，少去外面吃饭。下次来把检查报告带来，看看哪一项不正常。

患　者：老先生，我还有脂肪肝，也从您这儿开点药吧。

阮教授：这个，你要注意饮食。

患　者：现在1天3顿窝头咸菜了。

阮教授：血压高的话，咸菜也要少吃一些。蛋白质还是要吃的，油腻的食物、动物内
　　　　脏一类的少吃，吃一点儿瘦肉，喝点牛奶。

患　者：明白了。酒呢？红酒行吗？

阮教授：不行，酒绝对要戒。加强活动，多锻炼锻炼。

川芎 10g，丹参 20g，赤芍 20g，首乌 30g，女贞子 20g，枸杞 20g，山萸肉 10g，肉苁蓉 10g，白芍 20g，知母 15g，苍术 15g，荷叶 10g，绞股蓝 10g，决明子 15g，茵陈 30g，郁金 10g。先开 7 剂，吃吃看。

二　诊　2013 年 2 月 21 日

阮教授：吃完药后，感觉还晕吗？

患　者：晕，好一点儿了。

阮教授：恶心吗？

患　者：不恶心。

阮教授：现在还有什么不舒服的症状？

患　者：现在这个药喝了 2 周了，这两条腿感觉逐渐一样了，热也减轻了，可是每天早晨起来，脚底板疼。

阮教授：嗯。沉细脉。

学　生：他的检查报告，在 12 月份拍核磁显示，两侧基底节右小脑半球、左侧脑室两侧顶侧软化灶，脑萎缩，脑白质少许脱髓鞘斑。血液黏度还可以，血沉快一点儿。心脏彩超主动脉硬化，左房增大，双侧颈动脉硬化。重度脂肪肝。前列腺增大。甘油三酯 2.49mmol/L，低密度脂蛋白 1.13mmol/L，血脂高。他的"高血压三项"没事儿。

阮教授：还喝酒吗？

患　者：以前喝得比较多，现在不喝了。

阮教授：重度脂肪肝，你一定得注意。

患　者：好好。

阮教授：大便稀吗？

患　者：不稀。

阮教授：注意点儿别吃油的，别喝酒，先把体重减轻点儿，注意康复锻炼。

绞股蓝 10g，川芎 10g，丹参 20g，首乌 30g，生山楂 15g，山萸肉 15g，枸杞 20g，杭芍 30g，茵陈 30g，郁金 10g，五味子 6g，荷叶 10g，苍术 15g，决明子 15g。

患　者：好的。谢谢您了！

三　诊　2013 年 3 月 7 日

阮教授：现在怎么样？

患　者：感觉越来越好。就是有时候小腿和脚还是两边的温度不一样，觉得热。

阮教授：这里有感觉吗？

患　者：没有，就这边儿感觉热。每天早上起来这里疼，走两步才不疼。

阮教授：有糖尿病吗？

患　者：没有。除了脂肪肝，没有别的病。

阮教授：热，只有热？什么时候感觉两边不一样呢？

患　者：对，比如冲澡的时候，水冲下来，两边感觉温度就不一样。一阵一阵的。
　　　　不是连续 24 小时。第一次看病的时候是臀部和大腿热，第二次就是小腿
　　　　和脚热。

阮教授：你还有别的不舒服的吗？晕好点了吗？

患　者：好多了，不怎么犯晕了。

阮教授：血压怎么样了？

患　者：今天有点儿高，160/100mmHg。最近没吃降压药。

阮教授：那你也不觉得晕？

患　者：不觉得。

阮教授：嗯。你得减轻点儿体重，油的甜的咸的都少吃。

患　者：我现在天天吃窝头。

阮教授：也不要天天吃，其他的食物也可以适当吃点儿。看看舌头，弦细脉。大便
　　　　好吗？

患　者：现在好点儿，2 天 1 次。

阮教授：成形吗？

患　者：成形。

阮教授：重度脂肪肝，检查一下肝功能，看肝功能有变化？

患　者：没变化，上次看过。还有您上次给开的银杏叶，还开吗？

阮教授：不开了。

患　者：我这个血压高还用吃降压药吗？

阮教授：是偶尔高吗？

患　者：好像是，就今天高。

阮教授：平时呢？

患　者：平时 140/80mmHg，再稍微高点儿。

阮教授：稍高一点儿。

患　者：不用吃药吧？

阮教授：你平时监测着自己的血压，高的时候、不舒服了，就吃药。

　　　　茵陈 30g，五味子 6g，白芍 20g，绞股蓝 15g，决明子 15g，黄芪 20g，首乌 30g，郁金 10g，黄连 15g，荷叶 10g，苍术 10g，15g 杜仲。

患　者：好的，谢谢您了。

按：患者半年前发生脑梗。非急性期，患者多表现出肝肾阴亏的症状，出现足部发热、眩晕耳鸣、大便不成形等症状，结合舌脉辨为中风恢复期（肝肾阴虚证）。故采用活血药丹参、赤芍，改善血液状态；女贞子、枸杞、山萸肉、肉苁蓉等滋补肾阴，补中有泄，滋而不腻。结合患者体重超重，又患有重度脂肪肝、血脂偏高等症状，加入荷叶、绞股蓝、决明子，药理学研究显示具有化痰降脂的作用。二诊，患者诉服药后症状有所缓解。不过仍有双侧下肢感觉不一致，足底疼痛，实为血脉不畅的表现，大便仍稀溏不成形。为防滋腻，本方弃去滋补药队，活血同时加入茵陈、山楂、决明子、苍术等化湿和胃之品，因脾胃为枢机，中焦得畅则气血能够畅行，气血畅行则濡养四末，使双下肢感觉逐渐一致。同时，依然保留荷叶，降脂柔肝，重视维护肝功能。三诊，患者症状明显好转，大便成形，下肢异常感觉区域明显缩小，仅诉小腿及足部感觉异常。故而针对症状，继续以茵陈、五味子、白芍、郁金柔肝养阴。荷叶、绞股蓝、决明子降脂化痰，使得血脉通达四末、阴阳平衡，从而减少复发。

5. 软坚散结、通经活血法治疗虚劳病案一则

张某　男　79 岁

初　诊　2014 年 1 月 9 日

阮教授：你怎么不好？

患　者：我得帕金森病有 5 年了，现在是浑身没劲儿。

阮教授：你没劲儿有多长时间了？

患　者：有 3、4 年了，而且这一段时间严重了。

阮教授：今年多大岁数？

患　者：79 岁。

阮教授：你还有其他不舒服的吗？

患　者：有时候心慌。

阮教授：心前区及后背疼吗？

患　者：不疼，就是心慌。

阮教授：心慌多长时间了？

患　者：大概半年了。我心率比较快，一般在 80 次以上。

阮教授：睡眠好吗？

患　者：不太好。

阮教授：睡眠是怎么不好？是睡不着啊，还是容易醒呢？

患　者：入睡比较困难。

阮教授：你的血压呢？

患　者：血压不稳，时高时低。

阮教授：高压最高是多少？

患　者：最高是 170mmHg 多。

阮教授：吃药了吗？

患　者：基本上不吃药，吃完代文（缬沙坦）我感觉头晕，所以基本上不吃药。

阮教授：你血压高的时候还是要吃降压药。手抖有多长时间了？

患　者：从 2009 年开始。

阮教授：治过吗？

患　者：从天津医科大学总医院拿的多巴胺。

阮教授：吃完药怎么样？

患　者：吃完能控制 3~4 个小时，不吃就会犯病。1 天 3 次，1 次 1 片。

阮教授：我看看你舌头（舌淡红，苔白），脉弦数。血糖高不高？

患　者：血糖不高，血糖最高是 6mmol/L。

阮教授：你的血脂怎么样？

患　者：血脂倒不高。

阮教授：睡眠行吗？

患　者：不太好。

阮教授：睡眠是怎么不好？

患　者：起夜较多，一般 2~3 个小时就醒来一次。

阮教授：你是因为起夜所以睡不好吗？还是根本睡不着？

患　者：能睡着，就是因为起夜才睡不好。

阮教授：老年人容易因为起夜而睡不好觉。我再看一下舌苔，舌淡。

患　者：能多开几服药吗？因为您的号不好挂。

阮教授：先开 7 剂，你先吃着。

　　　　银杏叶 10g，鳖甲 30g，川芎 10g，知母 15g，丹参 20g，远志 10g，僵蚕
　　　　15g，地龙 15g，夏枯草 15g，当归 10g，秦艽 15g，桑螵蛸 15g，丹参 20g，
　　　　炙甘草 6g。

患　者：好好，谢谢您。

二　诊　2014 年 10 月 23 日

阮教授：吃完药感觉怎么样？

患　者：现在情况基本稳定了。

阮教授：心前区还难受吗？

患　者：不难受了。

阮教授：你现在有什么不舒服的？

患　者：我现在手还是有点儿抖，再就是全身还是没有力气，而且离不了西药，不吃
　　　　西药就更没力气。想让您再给调理调理。

阮教授：吃饭好吗？

患　者：还可以。

阮教授：心脏没犯病吧？

患　者：没有。

阮教授：活动以后气短吗？

患　者：我现在活动量比较小，没感觉到气短，就是感觉没劲儿。

阮教授：看看舌头。

患　者：嘴里最近发苦。

阮教授：口苦。睡得好吗？

患　者：不好，到后半夜就出汗，而且还是起夜次数多。

阮教授：炙黄芪20，鳖甲30，丹参20，绞股蓝10，寄生15，川芎10，海藻10g，首乌20g，女贞子20g，枸杞15g，补骨脂10g，枳壳10g，炙甘草6g。

患　者：我来一次不方便，开14剂行吗？我自己煎药。

阮教授：行。

患　者：大夫，我现在状态最好的时候，能走，还能干些轻活儿。要是犯病的时候，根本动不了。

阮教授：没事。你坚持吃药，适当活动，先吃药，慢慢调理。

　　按：阮教授认为患者是痰瘀阻滞、气血不得濡养筋脉之病机，故在用药予以鳖甲、夏枯草、远志以涤痰软坚散结，僵蚕、地龙、秦艽通经活络，以丹参、川芎、当归行气活血，共奏通经活血、濡养筋脉之效。川芎、当归、银杏叶上行于脑，且银杏叶的药理学研究显示其有效成分能清除氧自由基，此外还有抗氧化，具有保护脑的作用；患者夜尿频数，故予桑螵蛸补肾固摄。二诊时患者心慌症状较前缓解，手抖较前减轻，全身仍无力，故予以炙黄芪益气；阮教授认为肾脾为先后天之本，肝肾亏虚易致痰浊内生，故予以桑螵蛸、何首乌、补骨脂、枸杞子、女贞子，以益肾健脾；继以绞股蓝、鳖甲、海藻，涤痰软坚散结；仍以丹参、川芎、枳壳理气活血。患者后半夜出汗，辨证为阴虚不能敛阳，故以女贞子、枸杞滋补肾阴，鳖甲滋阴潜阳。

6. 益肾健脾、养血活血法治疗耳鸣病案一则

赵某　男　73岁

初　诊　2013年6月20日

阮教授：你怎么不好？

患　者：大夫，我脑鸣。

阮教授：脑鸣，是怎么叫？你能描述一下吗？

患　者：就像蝉鸣一样。

阮教授：耳朵检查过吗？听力怎么样？

患　者：听力没什么事，耳朵就像坐飞机似的，"嗡嗡"地响。

阮教授：腰疼吗？

患　者：腰有时候会酸。大夫，我还查出肌酐、尿素氮比较高。

阮教授：高多少？

患　者：肌酐是 142μmol/L，尿素氮是 9.77mmol/L。

阮教授：你小便有问题吗？小便里有尿蛋白吗？

患　者：没有尿蛋白，但是有潜血。另外，我双肾有多发的囊肿。

阮教授：囊肿有多大？

患　者：右肾最大是 4.2cm×3.6cm，左肾最大是 2.0cm×1.8cm。

阮教授：你什么时候查的肾囊肿？

患　者：1995 年在天津医科大学总医院查的肾囊肿。

阮教授：你多大岁数了？

患　者：73 岁。

阮教授：平时吃什么药？

患　者：我平时不吃药。

阮教授：你血压怎么样？

患　者：今天量的 120/88mmHg。

阮教授：心慌吗？

患　者：偶尔会，还憋气。

学　生：老师，他的同型半胱氨酸也高。

阮教授：出汗吗？

患　者：不出汗。

阮教授：血脂高不高？

患　者：胆固醇比较高，6.17mmol/L。

阮教授：吃饭好吗？

患　者：吃不多。

阮教授：大便怎么样？

患　者：大便经常稀，早晨一起来就得上厕所。有时我的手中指关节和左脚趾第二趾关节酸痛。

阮教授：骨头疼还是肉疼？

患　者：骨头疼。

阮教授：什么时候疼？

患　者：走路的时候疼。

阮教授：我给你开点药。注意那个多囊肾，肌酐增加的时候要多加注意。

患　者：那我平时还需要注意些什么？

阮教授：很多药物对肾脏都有损伤，最好不要乱吃。先吃开的药。

当归 10g，黄芪 20g，五味子 10g，荠菜花 30g，土茯苓 15g，绞股蓝 10g，川芎 10g，决明子 15g，蝉蜕 6g，赤芍 20g，肉苁蓉 10g，淫羊藿 10g，诃子肉 10g，砂仁 6g。

患　者：谢谢您，大夫！

阮教授讲给学生：这个患者的多囊肾主要和遗传有关。另外考虑他有动脉硬化，所以他手疼、脚疼，脑鸣。

二　诊　2013 年 6 月 27 日

阮教授：吃完药你感觉怎么样？

患　者：吃完您的药啊，我感觉手疼、脚疼的症状明显缓解，睡觉好多了，但脑袋还是感觉"嗡嗡"地叫，再就是吃饭不好。

阮教授：吃饭怎么不好？是没食欲还是不消化？

患　者：没有食欲，而且感觉吃完饭后食物停在胃里不往下走，然后大便还不好。

阮教授：大便怎么不好？

患　者：大便不成形，早上四五点就得起来解大便，一天三四次大便。

阮教授：嗯。

患　者：大夫，上次来的时候说了我有多囊肾，这多囊肾影响肌酐和尿素氮吗？

阮教授：会有影响，所以你还要定期查一下肾功能和肾脏的彩超。你血压现在怎么样？

患　者：刚刚量的，130/80mmHg。

阮教授：我看看舌苔（舌紫黯，苔白腻）。（诊脉）脉沉。

患　者：我有时还胸闷气短。

阮教授：胸前、后背有疼过吗？

患　者：没有。

阮教授："耳朵还"嗡嗡"地响吗？

患　者：嗯，原来就有耳鸣，"嗡嗡"地响。

阮教授：寄生 15g，淫羊藿 10g，丹参 20g，川芎 10g，巴戟天 10，肉苁蓉 15，黄芪 30，
　　　　　五味子 10，枸杞 15，决明子 15，藿香 10g，佩兰 10g，砂仁 3g，诃子肉 10g。
　　　　　再开一个灯盏花素片，你先吃这些药看看吧。

患　者：谢谢您啊，大夫！

　　按：本病患者年七旬，中医诊断为耳鸣。阮教授认为其先后天不足，脑海失养，肝肾亏虚，脑髓失充，清窍失养，故出现脑鸣；腰为肾之府，肾虚则会出现腰酸症状；肾中阳气不足，气化功能失常，津液运化不利，聚于某处，或成痰饮，或致血行不利而形成瘀血，痰瘀互结，引起甲状腺结节、多发性肾囊肿；五更之时，值阴气正盛阳气萌发之际，患者肾阳亏虚，不能上温脾土，脾阳不升而水谷趋下，故患者出现"五更泄泻"；脾肾阳虚，阳虚则阴寒盛，阴乘阳位，阻塞心脉，故患者偶有心慌；痰瘀互结，阻滞气血正常运行，故患者出现手指关节、脚趾关节疼痛。处方中肉苁蓉、淫羊藿温补肾阳，绞股蓝、黄芪补脾益气，五味子、诃子收敛固摄，又能补肾。当归、川芎理气活血，且现代药理研究表明，川芎和当归可穿过血脑屏障，有引药上行、直达病所之作用。患者脑鸣，故用决明子、蝉蜕清利头目；患者纳差，故少佐砂仁醒脾健运。二诊患者手脚疼痛缓解，睡眠好转，仍诉脑鸣，大便较稀，故仍守上方，予益肾健脾药；另患者诉食后胃胀满不适，结合舌脉，辨证为痰湿阻滞，故用藿香、佩兰、砂仁和胃化湿，另佐以煅牡蛎增强收敛固摄之力，仍用决明子清利头目。

图书在版编目（CIP）数据

国医大师阮士怡临证访谈拾粹 ／ 张军平主编. -- 北京 ：华夏出版社, 2019.1

（全国名老中医传承系列丛书）

ISBN 978-7-5080-9457-1

Ⅰ．①国… Ⅱ．①张… Ⅲ．①心脏血管疾病－中医临床－经验－中国－现代 Ⅳ．①R259.4

中国版本图书馆 CIP 数据核字(2018)第 062010 号

国医大师阮士怡临证访谈拾粹

主 编	张军平	
责任编辑	梁学超　颜世俊	
出版发行	华夏出版社	
经 销	新华书店	
印 刷	三河市少明印务有限公司	
装 订	三河市少明印务有限公司	
版 次	2019 年 1 月北京第 1 版	
	2019 年 1 月北京第 1 次印刷	
开 本	787×1092　1/16 开	
印 张	11.25	
插 页	4	
字 数	195 千字	
定 价	79.00 元	

华夏出版社　地址：北京市东直门外香河园北里 4 号　邮编：100028
网址：www.hxph.com.cn　电话：（010）64663331（转）
若发现本版图书有印装质量问题，请与我社营销中心联系调换。